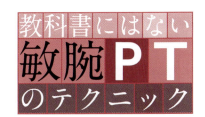

教科書にはない
敏腕PTのテクニック

臨床実践

足部・足関節の理学療法

監修 **松尾善美**
武庫川女子大学教授

編集 **橋本雅至**
大阪河﨑リハビリテーション大学教授

文光堂

● 執筆者一覧（執筆順）

赤井　友美	シニアスタイル武庫之荘	
北川　智美	四條畷学園大学リハビリテーション学部	
北村　哲郎	奈良県立医科大学附属病院医療技術センター	
熊井　　司	早稲田大学スポーツ科学学術院	
橋本　雅至	大阪河﨑リハビリテーション大学リハビリテーション学部	
木下　和昭	四條畷学園大学リハビリテーション学部	
加賀谷善教	昭和大学保健医療学部理学療法学科	
伊佐地弘基	i-soul works	
中尾　英俊	大阪河﨑リハビリテーション大学リハビリテーション学部	
生島　直樹	介護老人保健施設みずほ倶楽部リハビリテーション課	
瓜生　玲子	関西メディカル病院リハビリテーション科	
唐澤　幹男	トータルボディメイク	
園部　俊晴	コンディション・ラボ	
瀧口　耕平	神戸大学医学部附属病院リハビリテーション部	
伊藤　浩充	甲南女子大学看護リハビリテーション学部	
山端　志保	京都府立医科大学附属病院リハビリテーション部	
河辺　信秀	城西国際大学福祉総合学部理学療法学科	
永嶋　道浩	市立伊丹病院医療技術部医療技術室リハビリテーション担当	

「教科書にはない敏腕PTのテクニック」シリーズ
序　文

　近年，世界で，そしてわが国でも科学的根拠に根ざした理学療法（evidence-based physical therapy：EBPT）の実践が叫ばれて久しくなります．EBPTは適切な質の高い臨床研究，患者の意向，理学療法士（PT）の技量を通じて実践することがその基本です．臨床家として目を通しておかなければならない"Minds医療情報サービス"などに掲載されている質の高い診療ガイドラインでは，標準的治療指針についての記載がなされており，一定期間ごとに改定され，利用されています．診療ガイドラインで示された知見は，あらかじめ決定された測定指標を利用し，標準治療プロトコールとその効果，再入院回避率，生存率なども一定規模のデータに対する解析を通じて，客観的な事実として提示されていることは周知の事実ですが，一方でEBPTの実践の基本である理学療法士の技量を左右するクリニカルスキルについては残念ながら診療ガイドラインには書かれておらず，スキルの向上に関しては書籍や各種講習会に出席するなど，個人の努力に依存せざるをえないのが実情です．

　監修者として，この「教科書にはない敏腕PTのテクニック」シリーズでは，質の高い理学療法を実践されている方々に執筆をお願いし，理学療法士のクリニカルスキルの向上に資する書籍になることを主目的に企画しました．したがいまして，臨床経験の浅い方から生涯学習を継続されている経験豊かな方まで幅広く熟読していただける内容を網羅していると考えています．

　本シリーズを通じて，厳しくなりつつある医療環境において，読者がEBPTを実践され，理学療法の介入効果をさらに向上させ，対象者の満足度が高くなることを期待いたします．

武庫川女子大学　松尾　善美

[臨床実践　足部・足関節の理学療法]　序文

　本書は「教科書にはない敏腕PTのテクニック」シリーズの第2弾として，実際に臨床現場で行われ，結果を出している足部・足関節に対する理学療法テクニックを解説するという編集方針にて企画いたしました．特に臨床上頻繁に経験する足部・足関節という部位に着目し，臨床上工夫された評価方法や運動療法に限らず，テープやインソールなどのアイテムを使用したアプローチを多く掲載しました．

　本書の前半は，理学療法士が知っておくべき触察技術が有効である足部・足関節の機能解剖の評価をはじめ，身体質量が常に加わる部位であり，この力学的な負荷が引き起こす組織病変について解説しています．さらに固定性と可動性の両面を特徴とする滑膜関節を多く有する足部・足関節の機能評価では多様な工夫が必要であり，そこから導き出される結果につながる運動療法は有益なものとなるでしょう．理学療法アプローチでは運動療法以外に有効なテープやインソール療法について具体的に解説しています．

　後半の各論では実際に足部・足関節傷害の評価のポイントや工夫，臨床で実際に行っているアプローチについて紹介しています．年齢を問わず，見受けられる扁平足障害は運動連鎖の観点から足部・足関節よりも上行性に連鎖し，他部位の障害要因になることも少なくありません．痛みを有する外反母趾は必ず歩行機能に悪影響を及ぼし，身体質量が加わる足関節周辺の筋・筋腱の障害や炎症は，日常的に立位・歩行を継続する上で避けることのできない力学的ストレスが誘因となり，発症します．さらに外傷の典型例としての足関節捻挫（靱帯損傷）は組織の修復後にも継続する機能障害や痛みなどが社会復帰やスポーツ復帰の阻害因子になります．著者の臨床での工夫を是非とも参考にしていただきたいと思います．また近年，内部障害から引き起こされる足部・足関節周囲の病変に対して理学療法士も含めた他職種のスタッフがまとまってアプローチしていることが多く報告されています．特に循環障害や糖尿病による足病変は高齢者に多くかかわる職種として知っておくべき事項を多く含んでいます．

　理論的背景を優先した理学療法実践に加えて，本書で執筆いただいた先生方は臨床で患者に向き合い，日頃の発想や感性を大事にされつつ現場で創意工夫し，成果を上げている理学療法評価や治療のテクニックが大変重要であるという考えを読者と共有したいと考えられています．これまで紹介されていない敏腕PTならではの技術のコツも要所に盛り込まれています．本書が足部・足関節に対する理学療法へ積極的に挑戦し，対象者の満足を得るための結果にこだわった理学療法の臨床実践に貢献し得ることを心より願っています．

2017年5月
大阪河﨑リハビリテーション大学　橋本　雅至

目次

病態・評価・治療方針の理解

足部・足関節の機能解剖を理解する　　赤井友美・北川智美　2

I 下腿部から足部・足趾に至る筋の解剖と機能　　2
1 外在筋の解剖と機能　2
2 内在筋の解剖と機能　7

II 下腿部から足部・足趾に至る靱帯の解剖と機能　　11
1 脛腓関節の靱帯　12
2 距腿関節および距骨下関節に関する靱帯　13
3 ショパール関節に関する靱帯　14

III 圧痛点から機能不全の原因を探る　　14
1 下腿部　14
2 足関節部　15
3 足部　16

足部に加わる力学的特性と腱や靱帯の病態について理解する　　北村哲郎・熊井　司　18

I 足部に加わる力学的特性　　18
1 力学的特性をテコから考える　18

II 腱・靱帯付着部症　　20
1 エンテーシス　20
2 繰り返し刺激による損傷と修復過程　23

足部・足関節機能と身体運動との関係をとらえる　　橋本雅至・木下和昭　25

I 関節の可動性と固定性　　25
1 関節機能に影響する関節弛緩性　25

II 足部・足関節の機能　　27
1 距骨下関節とショパール関節の機能　27

  2 トラス機構とウィンドラス機構 28
  3 身体運動の土台としての役割 30

Ⅲ 動作観察におけるポイント　32
  1 動作に介入して運動の機能（役割，目的）を知る 32
  2 身体重心位置を予測する 32

Ⅳ 下肢荷重位での身体運動と足部機能との関係　34
  1 片脚立位での姿勢保持運動と足部機能 34
  2 歩行動作における体重移動と足部機能 35

足部・足関節の機能評価と機能的な運動療法を理解する　加賀谷善教　39

Ⅰ アライメントからみたトップダウン評価の考え方　39
  1 ボトムアップとトップダウン 39
  2 アライメントからみたトップダウン評価 39

Ⅱ 足部・足関節の機能評価　40
  1 アライメント評価 40
  2 ROMと不安定性 43
  3 筋力・筋機能 44
  4 歩行機能 45

Ⅲ 機能的な運動療法　46
  1 距骨の滑動性改善 46
  2 距骨下関節・ショパール関節のモビライゼーション 47
  3 立方骨のモビライゼーション 47
  4 脛骨内果後下方〜載距突起部の滑動性改善 48
  5 圧迫刺激を用いた腓骨筋腱の滑走性改善 49
  6 アーチ機能の向上 49

テーピング・インソールを用いて足部・足関節の機能障害に挑む　　伊佐地弘基　52

I テーピングによる関節機能評価　　52
　1　足部・足関節の機能評価とテーピング　52
　2　テーピングによる機能評価の実際　53
　3　テーピングの貼付方法　55

II インソールによる関節アライメント調整アプローチ　　60
　1　関節アライメント調製とインソール　60
　2　インソールパッドによる関節アライメント調整のポイント　61
　3　インソールパッドによる関節アライメント調整の実際　65

実践と結果に基づく理学療法手技

扁平足障害―足部・足関節の機能的特徴を踏まえ介入する　　中尾英俊・橋本雅至　70

I 扁平足障害のアーチ構造と病態を理解する　　70
　1　扁平足障害の機能的問題と歩行での特徴をとらえる　70
　2　足部の形態評価　73
　3　扁平足障害に対する動的評価　75

II 理学療法プログラムの実際　　76
　1　効果的なアプローチを想起する　76
　[CT]　足部へのテーピング　79
　2　スポーツ障害の扁平足による問題　81

有痛性外反母趾―足部・足関節の機能的特徴を踏まえ介入する　　生島直樹・橋本雅至　85

I 外反母趾を伴う足部全体の変形　　85
　1　外反母趾とは　85
　2　外反母趾とアーチとの関係　87
　[CT]　外反母趾による母趾外転筋の機能変更　90

CT =クリニカル・テクニック

II 外反母趾を有する対象者の動作の特徴を理解する　91
　1　立ち上がりの特徴　91
　2　歩容の特徴　91

III 理学療法プログラムの実際　92

後脛骨筋腱，腓骨筋腱の障害―足部・足関節の機能的特徴を踏まえ介入する　瓜生玲子・橋本雅至　99

I 筋の機能解剖と障害発生メカニズムについて理解する　99
　1　筋機能と障害発生メカニズムの概要　99
　2　後脛骨筋の機能　99
　3　後脛骨筋に関連する障害と発生メカニズム　100
　4　腓骨筋の機能　100
　5　腓骨筋に関連する障害と発生メカニズム　102

II 筋による姿勢制御とメカニカルストレスの関連を探る　102
　1　後脛骨筋へのメカニカルストレスの要因　102
　2　腓骨筋群へのメカニカルストレスの要因　103

III 理学療法プログラムの実際　104
　1　消炎鎮痛処置　104
　2　筋力・筋機能トレーニングおよび再教育　104
　CT　姿勢制御に必要な足部以外のトレーニング　107
　3　テーピング　111
　4　インソール処方　112

アキレス腱炎・足底腱膜炎―足部・足関節の機能的特徴を踏まえ介入する　唐澤幹男・園部俊晴　114

I アキレス腱炎・足底腱膜炎のメカニズム　114
　1　アキレス腱と足底腱膜の構造　114
　2　アキレス腱炎と足底腱膜炎　115
　CT　歩行分析ポイント　118
　3　アキレス腱炎と足底腱膜炎の評価　118
　4　動作分析　118

5　荷重位の各種ストレステスト　120

II 理学療法プログラムの実際　120
　　　1　徒手的介入　120
　　　2　運動療法　121
　　　3　テーピング　123
　　　4　インソール　124
　　　5　その他　126

足関節捻挫―足部・足関節の機能的特徴を踏まえ介入する　瀧口耕平・伊藤浩充　128

I 足関節の構造と足関節捻挫の基礎知識　128

II 急性期におけるスポーツ現場での対応　129
　　　1　受傷直後の損傷部位の判断　129
　　　2　受傷後の応急処置　129
　　　3　アイシングと圧迫の併用　129

III 損傷靱帯別にみた機能回復のための対応　129
　　　1　外側の靱帯損傷に対する対応　130
　　　2　内側の靱帯損傷に対する対応　132
　　　CT　ROM改善の方法　133

IV 再発予防に向けた身体動作改善のための対応　134
　　　1　バランス機能の改善　134
　　　2　神経筋コントロールの改善　135

V 理学療法プログラムの実際　135
　　　1　走動作　135
　　　2　ジャンプ着地動作　137
　　　3　ストップ方向転換動作　137

VI 受傷状況を考慮した再発予防の取り組み　138
　　　1　足関節捻挫発生の特徴　139
　　　2　サッカー関連動作時の受傷動作の特徴　139
　　　3　競技復帰に向けての対応　140

[CT] ＝クリニカル・テクニック

リスクを見極め循環障害を有する足部と向き合う　　山端志保・河辺信秀　142

I 循環障害の病態・重症度の評価　142
1 下肢の血管の解剖　142
2 末梢動脈疾患　142
3 臨床症状　143
4 治　療　144
5 予　後　146
6 リスクの層別化　146

II 足部・足関節の機能と足底圧の評価　150
1 感覚検査　150
2 関節可動域　151
3 下肢筋力　151
4 歩　行　151
5 足底圧　152

III 理学療法プログラムの実際　153
1 Fontaine II　153
[CT] トレッドミル歩行　153
2 Fontaine III，IV（CLI）　153
[CT] 炎症軽快期の免荷管理・免荷歩行　155

糖尿病足病変の病態を理解しフットケアを実践する　　河辺信秀・永嶋道浩　160

I 糖尿病足病変の病態を理解する　160
1 理学療法士がフットケアにかかわる理由とは　160
2 糖尿病足病変の発症メカニズムを理解する　160
3 足底負荷量に関節機能，歩行機能がどのように影響するかを理解する　161

II 足のリスクを評価し層別化する　165
1 理学療法評価　165
2 リスクを層別化し理学療法を決定する　167
[CT] 糖尿病神経障害の評価　169

Ⅲ 理学療法プログラムの実際 170
   1   靴のフィッティング指導   170
   2   足部の観察   171
   3   関節可動域練習   171
   4   装具療法（フットウエア）   172
   5   身体活動量への介入   172
   6   人工炭酸泉温浴   172

索 引 175

病態・評価・治療方針の理解

足部・足関節の機能解剖を理解する

赤井 友美, 北川 智美

> **足部・足関節の機能解剖を理解するための着眼点**
>
> ➡ 筋の解剖と機能を理解する.
> ➡ 靱帯の解剖と機能を理解する.
> ➡ 圧痛点から機能不全の原因を探る.

　足部・足関節には多くの筋・靱帯が存在し,それぞれに影響を及ぼし合いながら安定性・運動性を得ている.観察・触察できる臨床所見とこれらの機能解剖を併せて理解することが,足部・足関節のアプローチには重要である.

I 下腿部から足部・足趾に至る筋の解剖と機能

1 外在筋の解剖と機能[1-4]

　外在筋は,腓腹筋を除いて下腿に起始と筋腹,足部に停止を持つ筋であり,足関節,距骨下関節,足趾の運動を行う.外在筋のうち,後脛骨筋,長腓骨筋,前脛骨筋,長母趾屈筋,長趾屈筋は,内側縦アーチの能動的支持機構である(図1).また長腓骨筋,短腓骨筋は外側縦アーチの能動的支持機構である(図2).さらに,長腓骨筋腱は楔状骨レベル,後脛骨筋の底側部は舟状骨/立方骨レベルの横アーチの支持に作用しており,外在筋は足部・足関節の安定化にも貢献している.そのため各筋の解剖と機能,触察について理解することが重要である.

1) 後脛骨筋 (tibialis posterior muscle：TP)
【起始・停止】
　下腿骨間膜および脛骨と腓骨の隣接する面を起始とし,腓腹筋とヒラメ筋の深層で長趾屈筋と長母趾屈筋の間を下行,下腿下方で長趾屈筋が前方から後方へ横切る(下腿交差).さらに,内果の後方で滑液鞘に包まれて内果溝を下行し載距突起と舟状骨粗面の間を通り,舟状骨粗面,内側・中間・外側楔状骨,まれに足底靱帯群と混合し第2～4中足骨底に停止する(図3).

【筋機能】
　距腿関節を底屈させ,距骨下関節を回外,ショパール関節を回外・底屈・内転,リスフラン関節を回外させる作用がある.距腿関節底屈運動時には,外果と内果を近づける作用もある.また,舟状骨を距骨頭の下へ引き内側縦アーチの一部を形成しており(図4-A),底側拡張部によって横アー

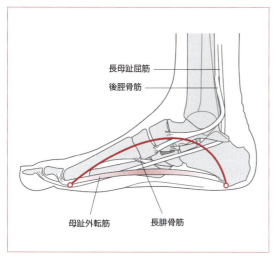

図1　内側縦アーチの支持機構

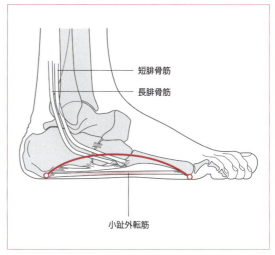

図2　外側縦アーチの支持機構

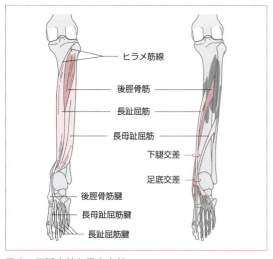

図3　下腿交差と足底交差

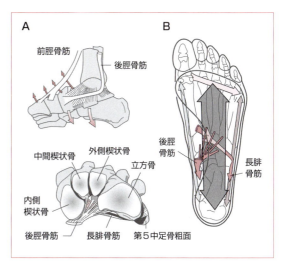

図4　後脛骨筋の機能
A：アーチの形成，B：クロスサポートメカニズム

チの舟状骨/立方骨レベルで保持している（クロスサポートメカニズム）（図4-B）．しかし，底側踵舟靱帯の損傷を補うほどの機能はないと考察されている[5]．また，上半が羽状筋，下半が半羽状筋の形状であり，筋力発揮に優れている．

【触察】

　腱と筋の両方で触察できる（図5）．

　腱は足部内果後方から舟状骨粗面にかけて触察する（図5-A）．自動運動にて足関節底屈，足部回外運動をさせると収縮を確認できる．筋は内果後方にある腱から近位方向に向けて，下腿外側を目安に触察する（図5-B）．筋腹の触察時は足部回外・内転運動に抵抗を加えることで容易になる（図5-C）．

2）長母趾屈筋（flexor hallucis longus muscle：FHL）

【起始・停止】

　腓骨の後面の下方2/3，骨間膜の腓骨側および下腿後筋間中隔を起始とし，距骨の後方を通り，屈筋支帯の下をくぐって種子骨間を走行し，母趾

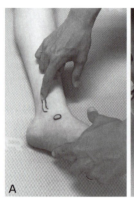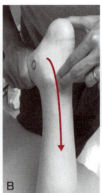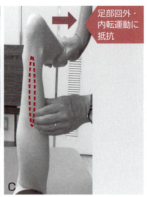

図5 後脛骨筋の触察
A：腱の触察
B：筋の触察
C：筋腹の触察

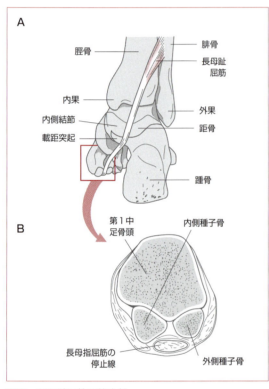

図6 長母趾屈筋の停止部
長母趾屈筋腱は母趾の種子骨間を走行する．
BはA□の断面図．

末節骨底へ停止する．足底の舟状骨付近では長趾屈筋が母趾側から小趾側へ横切り（足底交差，図3），第1中足骨部では種子骨間を走行する（図6）．
【筋機能】
　母趾を屈曲させ，距腿関節の底屈と距骨下関節およびショパール関節の回外を補助する作用がある．また，長母趾屈筋は内側縦アーチのほぼ全体に広がっており，アーチの彎曲に強い影響を及ぼしている．アーチの高まりによって舟状骨が距骨を後方へ押す力が発生したとき，長母趾屈筋の働きによって距骨後方へのずれを防いでいる．また，長母趾屈筋は載距突起の下を走行し，距骨頭を伝わってきた荷重による圧縮力を受け，距骨前方部が下降しないよう持ち上げており，内側縦アーチの彎曲に作用している．
【触察】
　腱と筋の両方で触察が可能である（図7）．
　腱は後脛骨動脈の後方でアキレス腱内側縁の前方に指を当て触察する（図7-A）．筋腹はさらに近位方向へ向けて触察する（図7-B）．下腿近位1/3あたりで触察困難となる．足関節底屈位を保持したまま，素早く母趾の伸展を加えることで触察が容易になる．

3）長趾屈筋（flexor digitorum longus muscle：FDL）
【起始・停止】
　脛骨後面中央1/3を起始とし，下腿で後脛骨筋の上を横切り（下腿交差），屈筋支帯の下を通る．そして，足底では長母趾屈筋の上を横切り（足底交差），第2～5趾の末節骨へ停止する（図3）．
【筋機能】
　第2～5趾を屈曲，距骨下関節およびショパール関節を回外させ，足関節底屈を補助する作用が

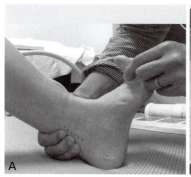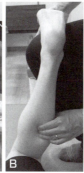

図7　長母趾屈筋の触察
A：腱の触察，B：筋の触察

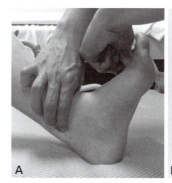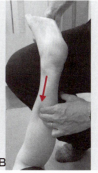

図8　長趾屈筋の触察
A：腱の触察，B：筋の触察

ある．また，長母趾屈筋の上を横切って走行しているため，内側縦アーチの彎曲を補助している．
【触察】
　腱と筋の両方で触察が可能である（図8）．
　腱は後脛骨動脈の前方に指を当て，後脛骨筋腱と長母趾屈筋腱の間で触察する（図8-A）．筋腹はさらに近位方向へ向けて触察する（図8-B）．足関節底屈位にて第2趾の伸展を加えることで触察が容易になる．

4）長腓骨筋（peroneus longus muscle：PL）
【起始・停止】
　脛腓関節の関節包，腓骨頭および腓骨外側面の上部2/3を起始とし，短腓骨筋腱とともに上腓骨筋支帯の下を通り立方骨の長腓骨筋腱溝を通って，第1中足骨粗面，内側楔状骨底面へ停止する．
【筋機能】
　距骨下関節およびショパール関節を回内させ，距腿関節の底屈を補助する作用がある．立方骨までは短腓骨筋と並走し，外側縦アーチの弦の一部を担っている．また，腓骨筋結節で踵骨に引っかかり，内側縦アーチの長母趾屈筋のように踵骨の前方端を弾力的に支えている．さらに，第1中足骨と内側楔状骨を引き寄せることで，内側縦アーチを高めている．
【触察】
　腱と筋の両方で触察が可能である（図9）．

　腱の触察は母趾中足骨部を足底面より行う（図9-A）．距骨下関節およびショパール関節の回内運動に抵抗を加えながら，外果の後方を走行する腱を触察する．筋腹はさらに近位方向へ向けて触察する（図9-B）．

5）短腓骨筋（peroneus brevis muscle：PB）
【起始・停止】
　短腓骨筋は，腓骨外側面の下部1/2を起始とし，長腓骨筋腱とともに上腓骨筋支帯，下腓骨筋支帯の下を通り，第5中足骨粗面へ停止する．
【筋機能】
　長腓骨筋同様，距骨下関節およびショパール関節を回内させ，距腿関節の底屈を補助する作用がある．また，この筋は外側縦アーチの弦の一部であり，踵立方靱帯のように関節の下方開大を阻止している．
【触察】
　腱と筋の両方で触察が可能である（図10）．
　腱は，第5中足骨を外転方向へ運動させながら外果の尖端および第5中足骨粗面を確認し，触察する（図10-A）．筋腹は近位方向へ向かいながら，腓骨中央あたりまで触察する（図10-B）．

6）下腿三頭筋〔腓腹筋（gastrocnemius muscle）とヒラメ筋（soleus muscle）〕
【起始・停止】
　腓腹筋は，大腿骨内側上顆を起始とする内側頭と大腿骨外側上顆を起始とする外側頭の2頭を

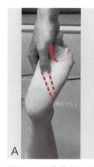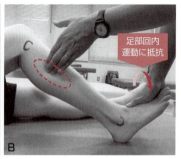

図9 長腓骨筋の触察
A：腱の触察，B：腱の触察

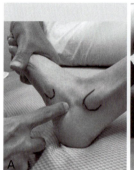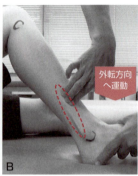

図10 短腓骨筋の触察
A：腱の触察，B：筋の触察

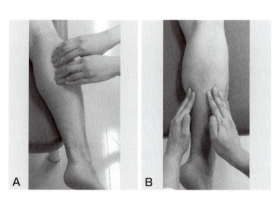

図11 腓腹筋の触察
A：筋間の触察，B：筋腹の触察

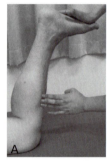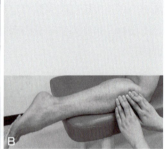

図12 ヒラメ筋の触察
A：内側縁の触察，B：外側縁の触察

持つ．ヒラメ筋は，腓骨頭，腓骨頸後面，脛骨のヒラメ筋線およびヒラメ筋腱弓を起始とする．腓腹筋とヒラメ筋はともにアキレス腱を介し踵骨隆起に停止する．

【筋機能】

これらの筋は距腿関節を底屈，距骨下関節およびショパール関節を回外する作用がある．また，腓腹筋は膝関節を屈曲する作用も持つ．下腿三頭筋の収縮によりアーチが低下する．フォアフットロッカー時には足関節を背屈位で安定させて踵を挙上させる．紡錘状筋の腓腹筋は収縮速度に優れ，羽状筋のヒラメ筋は筋力発揮に優れている．

【触察】

腱と筋の両方で触察が可能である（図11, 12）．
アキレス腱は容易に触察できる．腓腹筋の触察時は，アキレス腱からさらに近位へ向かい，内側頭と外側頭の筋間（図11-A）および筋腹（図11-B）を触察する．膝関節伸展位，足関節底屈位より，膝関節屈曲の等尺性運動を行わせる．ヒラメ筋は膝関節屈曲位で触察する（図12）．アキレス腱からさらに近位へ向かい，腓腹筋の収縮がないことを確認したうえで，脛骨と腓腹筋内側頭との間，腓骨筋と腓腹筋外側頭の間を，押し込むように触察する．

7）前脛骨筋（tibialis anterior muscle：TA）

【起始・停止】

脛骨外側面上部2/3，下腿骨間膜，下腿筋膜の最上部を起始とし，下腿を下行，下腿下方で脛骨を横切り，内側楔状骨内側面および底側面，第1中足骨底内側面に停止する．

【筋機能】

距腿関節を背屈させ，距骨下関節およびショ

パール関節を回外する作用がある．前脛骨筋は，第1楔状骨に対して第1中足骨基部を挙上し，舟状骨に対して楔状骨を，距骨に対して舟状骨を挙上し，すべての内側縦アーチの要素を挙上し，アーチの支持に貢献している（図4-A）．しかし荷重下では，下腿を前傾させ，距骨下関節およびショパール関節を回外させるためアーチを平坦化する作用も持つ．

【触察】

腱と筋の両方で触察が可能である（図13）．

腱は足関節内側で触察できる（図13-A）．さらに近位へ向かい，脛骨前縁の外側で膨隆する筋腹を触察する（図13-B）．長趾伸筋との筋間を区別するには，足趾の屈曲を伴った足関節背屈と距骨下関節およびショパール関節の回外を行わせる．

8）長母趾伸筋（extensor halluces longus muscle：EHL）

【起始・停止】

腓骨内側面中央1/3，下腿骨間膜を起始とし，下腿を母趾側へ斜めに横切りながら下行し，母趾趾背腱膜，母趾末節骨底背側へ停止する．

【筋機能】

距腿関節を背屈させ，母趾中足趾節間関節（metatarspharangeal joint：MTP関節），母趾趾節間関節（interphalangeal joint：IP関節）を伸展，距骨下関節およびショパール関節の回内もしくは回外を補助する作用がある．また，内側縦アーチの彎曲を減少させる作用も持つ．

【触察】

腱は容易に触察可能であるが，筋部の近位は前脛骨筋と長趾伸筋の深部へ進入するためやや強く圧迫する必要がある（図14）．

母趾中足骨背側に指を当て，母趾の伸展に伴い浮き出た腱を触察できる（図14-A）．筋腹は，指をやや深めに当てながら近位へ向かい触察する（図14-B）．

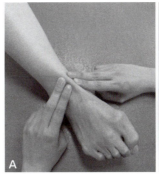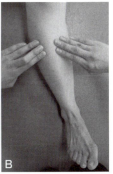

図13　前脛骨筋の触察
A：腱の触察，B：筋腹の触察

9）長趾伸筋（extensor digitorum longus muscle：EDL）

【起始・停止】

脛骨外側面，腓骨頭，腓骨前縁，下腿骨間膜を起始とし，下腿を下行し，伸筋支帯の下をくぐった後，4本の腱に分かれ，第2～5趾の趾背腱膜，第2～5趾末節骨底背側へ停止する．

【筋機能】

距腿関節を背屈，距骨下関節およびショパール関節を回内，第2～5趾のMTP関節，近位趾節間関節（proximal interphalangeal joint：PIP関節），遠位趾節間関節（distal interphalangeal joint：DIP関節）を伸展する作用がある．

【触察】

腱と筋の両方で触察が可能である（図15）．

第2～5趾中足骨背側に指を当て，第2～5趾の伸展に伴い浮き出た腱を触察できる（図15-A, B）．近位へ触察を進める場合は，前脛骨筋との筋間を進めていく（図15-C）．

2 内在筋の解剖と機能[1-4]

内在筋は，起始と停止を足底に持ち，足趾の運動を行う筋である（図16）．母趾外転筋，母趾内転筋，短母趾屈筋の3つの筋はあわせて母趾球筋といい，厚い皮膚および皮下組織に被われてい

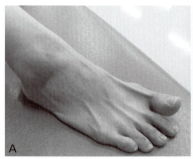
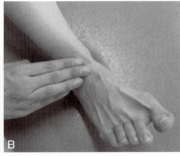

図14 長母趾伸筋の触察
A：腱の触察，B：筋腹の触察

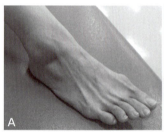
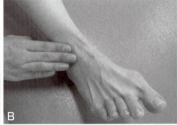
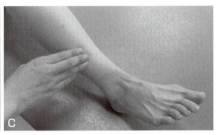

図15 長趾伸筋の触察
A，B：腱の触察，C：筋の触察

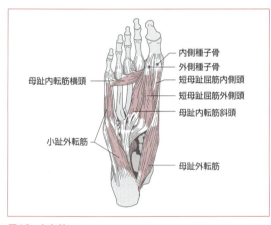

図16 内在筋

る．内在筋のうち，母趾外転筋は内側縦アーチ，小趾外転筋は外側縦アーチの能動的支持機構であり，母趾内転筋は横アーチを支持する作用を持つ．また他の筋も各アーチを補助的に支持しており，内在筋は足部アーチの支持に作用し，足部の安定性を強めている．内在筋の触察は限定されるものの，その解剖と機能とともに理解することが重要

である．

1）母趾外転筋（abductor hallucis muscle）

【起始・停止】

踵骨隆起の内側突起，屈筋支帯および足底腱膜を起始とし，内側種子骨および母趾の基節骨底へ停止する．

【筋機能】

母趾のMTP関節を外転させ，屈曲を補助する作用がある．また，この筋は内側縦アーチの全体に及んでおり，著明な緊張帯作用を持ち，アーチの両端を近づけることで彎曲を強める．荷重位においては，足部の回内をコントロールし，内側縦アーチを保持している．

【触察】

触察する場合は内側種子骨の内側で触れる（図17）．

内側種子骨の内側に指を当て，筋伸張位より母趾の屈曲運動を行わせながら，触察する（図17-A）．筋腹は短母趾屈筋と間違えないよう足底を内側より触れながら，踵骨へ向かい触察する（図

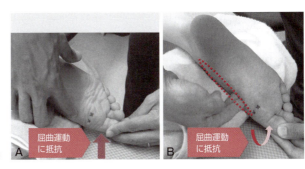

図17　母趾外転筋の触察
A：腱の触察，B：筋の触察

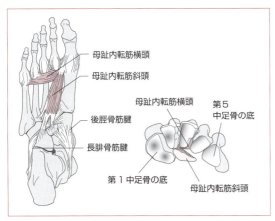

図18　母趾内転筋の付着部

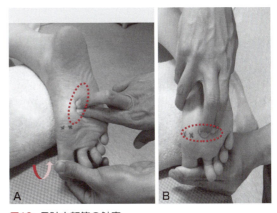

図19　母趾内転筋の触察
A：斜頭の触察，B：横頭の触察

17-B）．

2）母趾内転筋（adductor hallucis muscle）

【起始・停止】

斜頭と横頭の2頭を持つ．斜頭は，立方骨，外側楔状骨，第2〜4中足骨底を起始とし，横頭は，第3〜5趾中足趾節関節の関節包およびその部の靱帯，深横中足靱帯を起始とする．両頭の腱は合体して母趾の外側種子骨を経由して母趾基節骨底へ停止する（図18）．

【筋機能】

母趾MTP関節を屈曲・内転させる作用がある．また，斜頭は縦アーチの保持に，横頭は横アーチの保持に関与している．

【触察】

触察する場合は外側種子骨の外側で触れる（図19）．

斜頭は，外側種子骨の外側に指を当て，筋伸張位より，屈曲運動を行わせながら触察する（図19-A）．横頭の触察は，外側種子骨の遠位より指を当て，筋伸張位より，屈曲運動を行わせる．外側種子骨と第5中足骨頭間にて触知しやすい（図19-B）．

3）短母趾屈筋（flexor hallucis brevis muscle）

【起始・停止】

内側頭と外側頭の2頭を持つ．両頭とも内側楔状骨，中間楔状骨，底側踵立方靱帯を起始とする．内側頭は内側種子骨を経由し母趾外転筋と癒着して母趾の基節骨底へ，外側頭は外側種子骨を経由し母趾内転筋と癒着して母趾の基節骨底へ停止する（図20）．

【筋機能】

母趾MTP関節を屈曲させる作用がある．また，縦アーチの保持に関与している．

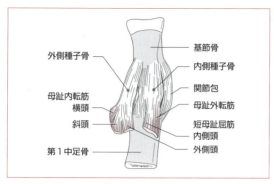

図20　短母趾屈筋の停止部

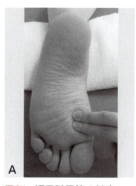
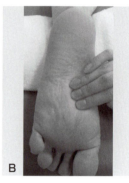

図21　短母趾屈筋の触察
A：腱の触察，B：筋腹の触察

【触察】
　停止部の外側種子骨の内側より触れるとともに，足底中央あたりまで長母趾屈筋腱の内外側の深層に触れることが可能である（図21）．
　内側種子骨は母趾外転筋と重なるため，外側種子骨の内側に指を当て，母趾MTP関節の屈曲運動を行わせながら触察する（図21-A）．筋腹は，踵骨方向へ指をやや深めに当てながら触察を進める（図21-B）．

4）小趾外転筋（abductor digiti minimi muscle）
【起始・停止】
　踵骨隆起の外側突起と底面，足底腱膜と第5中足骨粗面を起始とし，小趾の基節骨に停止する．
【筋機能】
　小趾の筋のうちで最大で最長の筋であり，小趾のMTP関節を屈曲させ，第5中足骨粗面を起始とする部分と踵骨を起始とする部分とが協働して外転させる作用がある．また，外側縦アーチの弦の全体を形成しており，内側縦アーチの母趾外転筋と同様に，アーチの両端を近づけることで，アーチの彎曲を強め保持している．
【触察】
　小趾外転筋は外側縁と内側縁で触察できる（図22）．外側縁は小趾を内転位から外転運動をさせると触察しやすい（図22-A）．内側縁は小趾の基節骨底の外側底側端と結ぶ線に指を置き，背側方へ圧迫しながら指を外側方へ移動させ触察する（図22-B）．

5）短趾屈筋（flexor digitorum brevis muscle）
【起始・停止】
　踵骨隆起の内側結節と足底腱膜を起始とし，第2～5趾中足骨底側面に停止する（図23）．
【筋機能】
　第2～5趾のMTP関節およびPIP関節を底屈させる作用がある．また，内・外側縦アーチに関して，第2～5列の彎曲の保持に関与している．
　短趾屈筋は，厚い足底腱膜の深部を走行しており，触察は困難である．

6）足底方形筋（quadratus plantae muscle）
【起始・停止】
　踵骨隆起底面の内側縁および外側縁を起始とし，それぞれ筋頭を持って始まり長趾屈筋腱の外側縁に停止する（図24）．
【筋機能】
　長趾屈筋と一緒に収縮することで長趾屈筋の張力の補助および長趾屈筋が足部長軸に対し斜め方向に作用することを緩和する作用がある．内側縦アーチの保持について，方向性を補助している．

7）足底腱膜（aponeurosis plantaris）
【起始・停止】
　踵骨隆起を起始とし，中足骨頭で5束に分かれMTP関節のあたりでさらに二分し趾屈筋の腱鞘を挟み，底側靱帯および第1～5趾の基節骨に停止する（図25）．足底腱膜は腱性の膜で，特に強い中央部とやや弱い内側部と外足部からなる．

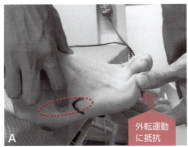
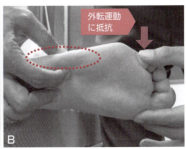

図22 小趾外転筋の触察
A：外側縁の触察，B：内側縁の触察

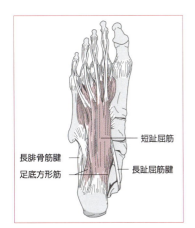

図23 短趾屈筋の付着部

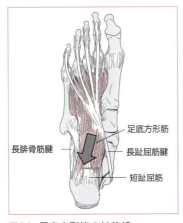

図24 足底方形筋の付着部
長趾屈筋と同時収縮することで矢印の方向へ腱を補正する．

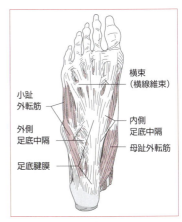

図25 足底腱膜

強靱な中央部は厚い縦走線維で被われており，腱膜の両側から内外に足底中隔が分岐し足底筋を3つの筋区画に区分している．弱い内外側部は足背筋膜に移行する．

【筋機能】
主な作用は，縦アーチの支持とウィンドラスの巻き上げ機構である．特に内側縦アーチの受動的支持機構の1つであり，その貢献度は最も大きく，79.5％である[5]．また中足部では，横線維束が横アーチも支持している．

II 下腿部から足部・足趾に至る靱帯の解剖と機能 [1-3]

脛腓関節および距腿関節の靱帯は足関節の運動に大きくかかわっている（図26, 27）．また，距腿関節，距骨下関節とショパール関節は強く強力な靱帯によってつながっており，関節を安定させている．さらに足底腱膜，底側踵舟靱帯，距踵靱帯は内側縦アーチ，また長足底靱帯，踵立方靱帯は外側縦アーチの主な受動的支持機構である．そのため，靱帯についても解剖と機能を理解することが重要である．

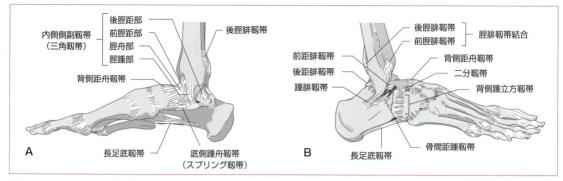

図26 足部・足関節の靱帯
A:内側，B:外側

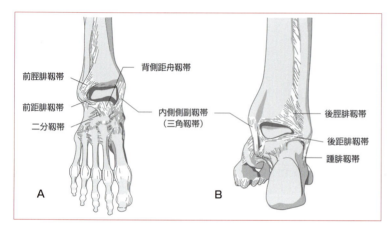

図27 足部・足関節の靱帯
A:前方，B:後方

1 脛腓関節の靱帯

　脛腓関節の靱帯は，近位脛腓靱帯と遠位脛腓靱帯がある．この靱帯のうち遠位脛腓靱帯は，足関節の運動および安定性に大きく影響している．

　遠位脛腓関節は軟骨面が存在せず，脛骨と腓骨の間の線維脂肪組織との靱帯結合である．脛腓靱帯結合は，前脛腓靱帯と後脛腓靱帯からなる．また，脛骨と腓骨は，下腿脛腓骨間靱帯によっても結合している．

　前脛腓靱帯は，厚く脛骨の外縁から下外方へ斜走しており，下縁は関節窩の外側角にはみ出して腓骨に付着する．この靱帯は，足関節背屈運動時に距骨滑車外側稜の前方部分を面取りする．後脛腓靱帯は，より厚く内果に向かって幅広く付着している．この靱帯も同様のメカニズムで，足関節底屈運動時に距骨の同様の稜の後方部分を面取りする．

　脛腓靱帯結合は距腿関節の運動に関与し，副運動を行う（**図28**）．距腿関節運動時には，脛腓靱帯が蝶番の役割を果たし，わずかではあるが腓骨の長軸回旋運動を伴い，垂直方向へも運動が起こる．距腿関節背屈時には，外果は内果から離れ，前脛腓靱帯と骨間膜の線維は水平になる傾向がある．また距腿関節底屈時には，後脛骨筋の収縮により外果は内果に近づき，靱帯線維の垂直化に伴い外果が下降する．腓骨の回旋運動方向については，距腿関節背屈時に内旋する，または外旋するといった両方向の報告を散見する．

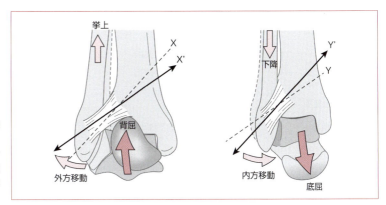

図28 距腿関節背屈・底屈運動に伴う脛腓靱帯の働き
背屈時、脛腓関節と骨間膜線維がXからX'の方向へ向かい、腓骨は挙上する。底屈時はYからY'の方向へ向かい、腓骨は下降する。

2 距腿関節および距骨下関節に関する靱帯

距腿関節の靱帯は、内側側副靱帯（三角靱帯）と外側側副靱帯の2つの主要な靱帯システムと前方靱帯と後方靱帯の2つの副次的靱帯システムからなる。前方靱帯と後方靱帯は、関節包の肥厚である。距腿関節の背屈時には、後方靱帯および側副靱帯の後方線維束が緊張し、底屈時には、前方靱帯と側副靱帯の前方線維が緊張する。側副靱帯は強力であり、距骨の側方安定性に貢献している。距骨下関節の靱帯は、短く強い線維で歩行、走行、跳躍などの大きな負荷を支持している。

1）内側側副靱帯（三角靱帯）

三角靱帯は、深層の前脛距部と後脛距部、表層の脛舟部と脛踵部からなり、すべて内果から始まる。前方線維束である前脛距部は、下前方へ斜走し距骨頸部の内側脚へ付着する。後方線維束である後脛距部は、下後方へ斜走し距骨内側下方にある深い窩の中に付着する。その最も後方の線維は、後内側結節へ付着する。表層の脛舟部と脛踵部は、舟状骨の下方付着線、底側踵舟靱帯の内縁、載距突起に広がって付着し深層線維束を被覆している。

三角靱帯の捻挫は、脛腓間の離解を伴っていることが多く、軽度では引き伸ばされ距骨の長軸周りの回転を生じる可能性がある。距骨の回転運動がさらに強制されると重度となり、断裂する。

2）外側側副靱帯

外側側副靱帯は、前距腓靱帯、踵腓靱帯、後距腓靱帯の3つの靱帯からなる。前方線維束である前距腓靱帯は、外果の前縁から下前方へ斜走し、距骨の外側面と足根洞の開口部間に付着する。中間線維束である踵腓靱帯は、外果の頂点付近から下後方へ斜走し、踵骨の外側面に付着する。またこの靱帯の下縁には、後述する外側距踵靱帯がある。後方線維束である後距腓靱帯は、外果の関節面後方の内面から起こり、内方でやや後方へ水平に走行し、距骨の後外側結節に付着する。

外側側副靱帯の捻挫においては、前距腓靱帯がまず損傷され、軽度では引き伸ばされる程度であるが、重度では断裂し、距骨の前方引き出し徴候が明らかにみられるようになる。

3）距踵靱帯

距骨下関節の靱帯は、主要な骨間距踵靱帯と外側距踵靱帯、後距踵靱帯からなる。骨間距踵靱帯は、距骨と踵骨をつなぐ厚く強靱な靱帯であり、2つの靱帯の層からなる。前方線維束は、大突起の直上で足根洞の底部をなす踵骨溝から上前外方へ斜走し、距骨溝へ付着している。後方線維束は、前方線維束の後方で踵骨台のすぐ前方の足根洞の底部から上後外方へ斜走し、距骨後面のすぐ前、足根洞の天蓋に付着している。

骨間距踵靱帯は、下腿軸の延長線上に位置するため捻転および伸長されても作用でき、体重支持において大きな役割を果たしている。外側距踵

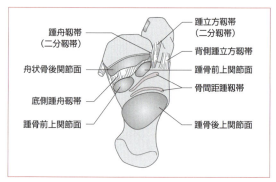

図29 底側踵舟靱帯の付着部

帯は，距骨外側突起から外側側副靱帯の踵腓靱帯に平行に下後方へ斜走し，踵骨の外側面に付着している．後距踵靱帯は，距骨後外側結節から踵骨の上面に付着する細い線維束である．

3 ショパール関節に関する靱帯

ショパール関節に関する靱帯は，底側踵舟靱帯，背側距舟靱帯，二分靱帯，背側踵立方靱帯，底側踵立方靱帯の5つである．このうち踵立方関節に関する靱帯は，背側踵立方靱帯，底側踵立方靱帯（長足底靱帯，短足底靱帯）である．

底側踵舟靱帯（スプリング靱帯）は，最も深い層で載距突起と舟状骨の間に張り，踵骨と舟状骨を連結し関節面を形成している厚みのある靱帯である（図29）．また，その内縁には三角靱帯の基部が付着している．この靱帯は，内側に軟骨細胞を持ち，足底側の距骨頭の周りを輪状に囲み，この支点として働く．そのため踵骨上の距骨の位置を安定化し，縦アーチの先端を支持するのを助ける．内側縦アーチの長足底靱帯と足底腱膜とともに内側縦アーチの受動的安定化構造の1つであるが，内側縦アーチの先端からの距離が最も短いため，その貢献度は8％と最も小さい[5]．

背側距舟靱帯は，距骨頸の背側面から舟状骨の背側面へ張っている靱帯である．

二分靱帯は，踵骨の前内側の突起部の背側から舟状骨の外背側へ付着する踵舟靱帯と立方骨の内背側へ付着する踵立方靱帯からなり，Y字型に走行する．この靱帯は，踵骨，舟状骨，立方骨を固定し，距舟踵関節の動きを円滑にしている．踵舟靱帯の下縁は，時に底側踵舟靱帯と結合し，ショパール関節を異なる2つの滑膜腔に分ける働きもある．また，踵立方靱帯は，踵舟靱帯より薄層を形成している．

背側踵立方靱帯は，踵立方関節の上外側面に広がる細い線維束である．

底側踵立方靱帯は，厚く足根骨の下面に広がっている．深層は長腓骨筋腱溝のすぐ後ろで踵骨の前結節と立方骨の下面を連結している短足底靱帯である．浅層は後結節と前結節の間の踵骨の下面に付着し，その厚い扇状の線維は長腓骨筋腱溝の前で立方骨の下面に付着し，第2〜4中足骨基部に付着している長足底靱帯である．この2つの線維性拡張部を持つ底側踵立方靱帯は，内側縦アーチの受動的支持機構としての貢献度は12.5％である[5]．

III 圧痛点から機能不全の原因を探る[6-10]

筋，靱帯に関連する疾患が発症した場合，その走行，機能に対応して圧痛点を認める．筋，靱帯の機能不全と関連する主な圧痛点を図30に示す．

1 下腿部

1）コンパートメント症候群

下腿筋区画内において，出血や浮腫，筋の炎症

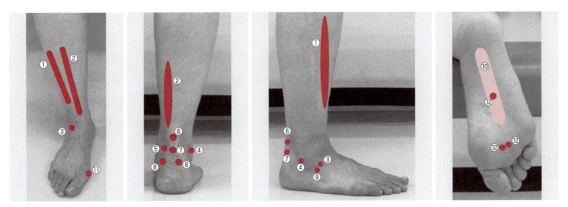

図30 下腿・足関節・足部の圧痛点
①コンパートメント症候群 ②シンスプリント ③前距腓靱帯損傷 ④腓骨筋腱脱臼 ⑤足根管症候群 ⑥アキレス腱断裂 ⑦アキレス腱炎・周囲炎 ⑧アキレス腱周囲滑膜包炎 ⑨足根洞症候群 ⑩足底腱膜炎 ⑪外反母趾 ⑫扁平足

などによりその内圧が上昇し，区画内の組織が阻血状態となり，機能不全をきたす．悪化した場合は組織の壊死にまで至る．多くは下腿前面外側に圧痛を認める．

　下腿の区画は，前方，側方，浅後方，深後方の4つに分かれ，コンパートメント症候群は前方区画に起こることが最も多い．前方区画には，脛骨外側に前脛骨筋と長趾伸筋が走行し，長趾伸筋の深層には長母趾伸筋，さらに長母趾伸筋の深層に前脛骨動脈と深腓骨神経が走行している．急性のものは外傷などにより発症するが，慢性のものはスポーツなど長時間の運動により前脛骨筋の炎症が起こり発症することが多い．症状は，圧痛のほかに，前脛骨筋と長趾伸筋の筋力低下，下腿前面外側に腫脹，運動時痛，深腓骨神経の圧迫によるしびれ，知覚障害などが起こる．

2）シンスプリント
　脛骨に付着しているヒラメ筋や後脛骨筋，長趾屈筋，前脛骨筋などの伸張性低下，筋収縮が繰り返されることにより，骨膜が牽引され炎症が起こる疾患であり，その多くは，下腿後内側部中1/3〜遠位1/3に運動時痛を生じる．圧痛は脛骨内側の筋付着部にやや広い範囲で認め，慢性化した場合には安静時にも疼痛が生じ，運動も制限されるようになる．

2 足関節部

1）外側靱帯損傷
　足関節に外力が加わり，足の底屈，回外，内転が強制されることにより前距腓靱帯，内反強制により踵腓靱帯が損傷される．多くは前距腓靱帯の単独損傷であり，外果前方に腫脹と圧痛を認める．踵腓靱帯損傷も合併すると，外果後下方にも圧痛を認め，圧痛の状態により重症度の判断が可能である．距骨の動揺性，前方への不安定感も認め，歩行や関節運動が制限される．

2）腓骨筋腱脱臼
　腓骨部の腱溝が浅く，筋支帯が脆弱である部分の外傷による損傷によって，腓骨筋腱が前方の外果上に脱臼する．多くの場合，外れた腓骨筋腱は元に戻る．圧痛は外果の後方に認め，その他，腫脹や足関節の運動に伴い脱臼を繰り返すなどの症状がある．

3）足根管症候群
　内果後面と踵骨側壁を骨性の床とし，屈筋支帯と母趾外転筋を天井とした足根管内で，後脛骨神経が圧迫され，足根管での圧痛，足関節内側から足底のしびれや疼痛が生じる．原因の多くは捻挫や骨折，足根管内の神経周囲の軟部組織に生ずる

線維性増殖による圧迫や絞扼などの外傷，さらに，脂肪腫，神経鞘腫，ガングリオン，屈筋支帯の肥厚や母趾外転筋の異常や肥厚があげられる．歩行により疼痛が悪化し，安静で軽減するなど，歩行できなくなることもある．

3 足部

1）アキレス腱断裂

ジャンプやダッシュなどスポーツ中の急激な腓腹筋の収縮が原因でアキレス腱の皮下断裂が起こる．その損傷部位は腱中央部に多く，断裂部には陥凹と圧痛，腫脹を認め，疼痛と機能障害のために歩行困難となる．足関節底屈は可能であり，時間が経過すると歩行可能となることもあるが，つま先立ちは困難である．アキレス腱に退行性変化が組織学的に証明されるようになる30歳代以上の中高年に多い．

2）アキレス腱炎，周囲炎

アキレス腱，アキレス腱周囲の腱膜であるパラテノンの退行変性による炎症，微小断裂が生じ，アキレス腱付着部より2～5cm上方部分に圧痛，その周囲に腫脹，熱感，疼痛を認める．足関節背屈にて疼痛が増強し，急性では運動後に疼痛が生じる．慢性では歩行でも疼痛を自覚するようになり，アキレス腱の肥厚，捻髪音を認めることもある．スポーツなどで繰り返し負荷がかかり生じる．

3）アキレス腱周囲滑液包炎

アキレス腱の踵骨隆起付着部周辺の滑液包部分に，靴などの圧迫刺激が加わることで，炎症が起こる．圧痛はアキレス腱付着部の腱の内・外側の踵骨隆起部上に認める．アキレス腱の踵骨付着部の滑液包は腱と皮膚の間，腱と踵骨の間の2つあり，外部からの刺激で踵骨付着部外側の皮下に有痛性の腫瘤を形成したり，アキレス腱が踵骨隆起に圧迫されて炎症が生じる．進行すると歩行も困難となる．スポーツ選手や20～30歳の女性に多い．

4）足根洞症候群

捻挫などの既往があり，距踵関節や距踵骨間靱帯の外傷が原因で，距踵骨間靱帯の細断裂，距踵関節滑膜の増生が生じたり，距踵関節の慢性炎症，痛風，関節リウマチ，変形性関節症などにて，外果先端の足根洞外側部や外果後方の腓骨筋腱走行部に歩行痛を認める．圧痛は特に足根洞に著明である．足根洞には靱帯，血管，神経などがあり，疼痛のほかに足関節の不安定性も生じる．

5）足底腱膜炎

足底腱膜の踵骨付着部に持続する牽引力が加わり，炎症を生じる．圧痛は踵骨隆起内側部周囲の腱膜付着部に認め，時に母趾外転筋にも認めることがある．肥満やアスリート，過回内足，凹足，アキレス腱の拘縮などが危険因子とされている．さらに急性外傷や靴の種類，路面の性状などの関与も報告されているが，科学的根拠は明らかでない．特に歩行開始の着地時に疼痛が生じ，慢性化した場合は1日中疼痛が持続することもある．

6）外反母趾

母趾のMTP関節で基節骨が外転・内旋し，母趾が外反した状態となり，疼痛が生じる．母趾MTP関節の内側や外側の圧痛が生じる．進行すると，母趾の機能不全により，第2，3趾の中足骨頭で荷重を受けるため，底側に胼胝が形成されたり，第2趾が母趾と重なり槌指を合併することがある．女性に多く，10歳代と中年期に発症するものがあり，スポーツによる過負荷，靴や生活習慣に伴う長・短腓骨筋，後脛骨筋，母趾内転筋，母趾MTP関節の靱帯などの機能不全，萎縮が原因で，縦・横アーチの低下を引き起こし，外反母趾につながる．

7）扁平足

一般に縦アーチの低下した状態をさす．小児期，思春期，成人期に分けられ，思春期のものは足根骨癒合症などを合併する．成人期のものは，肥満や後脛骨筋の機能不全によって生じる．内果後方から舟状骨に至る後脛骨筋腱に沿った腫脹と圧痛を認める．

文献

1) Schunke M et al：下肢．プロメテウス 解剖学アトラス，解剖学総論／運動器系，第2版，坂井建雄ほか（監訳），医学書院，東京，448-515，2011
2) Kahle W et al：解剖学総論．解剖学アトラス，第3版，越智淳三（訳），文光堂，東京，107-115，129-139，1990
3) Kapandji AI：足関節，足部，足底円蓋．カラー版カパンジー機能解剖学，Ⅱ 下肢，原著第6版，塩田悦仁（訳），医歯薬出版，東京，156-261，2010
4) 林 典雄：足関節および足部に関わる筋．運動療法のための機能解剖学的触診技術―下肢・体幹―．青木隆明（監修），メジカルビュー社，東京，191-225，2006
5) 坂 雅之：足部の解剖学・運動学．足部スポーツ障害治療の科学的基礎，福林徹（監修），ナップ，東京，3-11，2012
6) 高倉義典：足部疾患の診断と治療．臨床と研究 82（5）：865-869，2005
7) 藤井英夫ほか：成人の足部疾患．足診療マニュアル，第2版，医歯薬出版，東京，141-199，2004
8) 福林 徹：医学的診断・治療に有用なコンディショニング関連情報―下肢．臨床スポーツ医学 28（臨時増刊号）：33-39，2011
9) 杉本和也：スポーツ外傷の疾患別処置の実際．臨床スポーツ医学 27（臨時増刊号）：188-195，2011
10) 伊東勝也ほか：足，足関節疾患．MB Med Reha 130：57-64，2011

足部に加わる力学的特性と腱や靱帯の病態について理解する

北村 哲郎，熊井 司

病態理解までの着眼点

- 足部に加わる力学的特性を知る．
- 腱・靱帯の骨付着部の組織学的な病態を知る．

身体活動において，足部は地面に対する最終作用点である．さまざまな方向からの力がかかっているが見ることができない．「見えない矢印」を見るために，その力学的特性を知る．

I 足部に加わる力学的特性

1 力学的特性をテコから考える

新しい靴を履いたときに，足底と床面との間に違和感を持つことがしばしばある．しかし，履き慣れてくるに従い，違和感がなくなってくる．靴自体が足に合わせて変形していることもあるが，その靴に合わせて足部が（感覚も含めて）適応したことも考えられる．足部を取り巻く環境によっては，さまざまな場所に痛みを生じたり，外反母趾や扁平足などの変形が生じたりすることもある．また，足部にかかる刺激は，床面に対する身体活動のフォームによっても大きく変化する．さらに，それらのさまざまな刺激が足部に加わることに対して適応し，かつ変化する能力についても個人差が大きい．

足部に加わる力学的特性を知るために「テコ」がイメージを整理するうえで有用である．身体運動において，それぞれの関節がテコによって説明できる．テコは支点，力点，作用点とアームレバーによって構成される．基本的に円運動を描くが，その組み合わせや，固定点の変化によって並進運動にも対応し，全体的なパフォーマンスを分析することができる．

1）前足部荷重のテコ

前足部荷重は，足部機能にとってポイントなるパフォーマンスの1つである．前足部荷重の「テコ」の作用についてはいくつか紹介されているもの[1,2]があるが，改めてその力の作用を示す．

例えば60kg重の男性が前足部で荷重して踵を少し浮かせた状態で，図1のように静止している．図2の模式図において，足関節を支点（B），足関節底屈筋群の付着部を力点（A），前足部での荷重されている点を作用点（C）として，釣り合っていることを示している．トルク（テコにおける回転「力」）は，支点からの距離が近くなればそれだけ大きな力が必要になる．足関節底屈筋の付着部の力点（A）から支点（B）までの距離と，支点（B）か

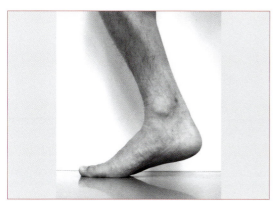

図1　片脚立位時の前足部荷重

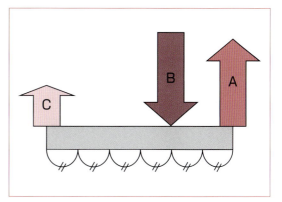

図2　片脚立位時の前足部荷重模式図
A：力点．下腿三頭筋によって上方に牽引されている．
B：支点．
C：作用点．床からの反力．

ら荷重されている作用点（C）までの距離の割合をおよそ1：2だとして，荷重されている作用点（C）には，体重の60 kg重の力が働いているので，その2倍となる120 kg重の足関節底屈筋群の筋力が力点（A）に働いていることになる．さらに支点（B）には，その作用点（C）と力点（A）を合わせた力がかかることになるため，180 kg重の力を受け止めて釣り合いをとっていることになる．

　静的な姿勢だけでなく，スポーツなどの動的な場面においては，さらに加速度が加わることになり，支えるための張力は増大する．また，身体活動における全体の慣性の影響を，足部以外の関節においてどのように吸収しているかによって，足部にかかってくる負荷量は大きく変化する．つまり，かなり広いレンジの張力が，足関節の腱・靱帯や付着部にかかっている．

2）アームレバーの剛性

　テコは，支点を中心に小さな移動距離を素早い大きな移動距離に変換することや，その逆に小さな力を大きな力へと変換することが可能であるが，そのために必要なものは，アームレバーの剛性である．アームレバーには，そのトルクに耐えうるだけの剛性と耐久性が求められる．アームレバーの内に働く力を「応力」または「内力」ともいう．

人体において，アームレバーとなる骨も同様であり，許容量を超える繰り返しの刺激がかかり続けると「疲労骨折」を生じてしまう（図3）．足部において，その代表的なものにジョーンズ骨折（図4）がある．

3）前足部荷重を支える構造

　前足部荷重を支えるためには，下腿三頭筋だけでなくさまざまな筋が存在している．身体運動において足部が地面に対する最終作用点となり，さまざまな方向からの力に対応する機能が求められる．

　踵骨隆起周囲の力学体ストレスに対しては「滑液包」が存在し，効率的に筋の機能を高める仕組みがある．滑車の作用を補助したり，骨との接触が繰り返されるところにおいてはその緩衝作用として働いたりする．

　また，踵骨とそれを取り巻く軟部組織を含む足部構成体（wrap-around構造）において，付着部自体を守るための仕組みが備わっている．さらに，これら踵部を中心とした腓腹筋・ヒラメ筋からアキレス腱，足底腱膜へと踵骨隆起を取り巻く一連のheel cord（図5）を形成し，それぞれの組織における柔軟性が，全体の強度に影響を与えている[3]．

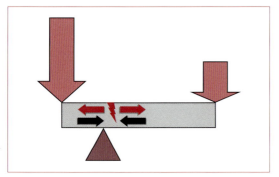

図3 疲労骨折の模式図
支点を中心に両端からの力がかかることによって，アームレバー内に応力がかかり，破綻することがある．

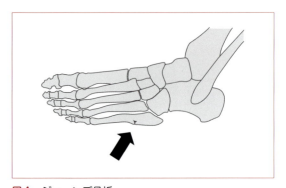

図4 ジョーンズ骨折
第5中足骨近位に骨折線がみられる．

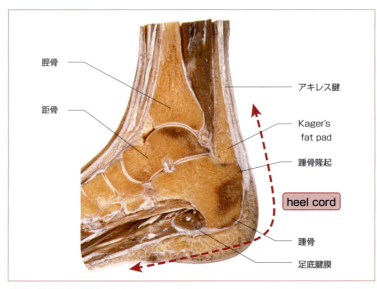

図5 踵骨隆起を取り巻くheel cord

II 腱・靱帯付着部症

1 エンテーシス

　エンテーシス（enthesis）とは，ギリシャ語で「腱・靱帯の骨付着部」のことである．そのエンテーシスに生じる病変の総称を「enthesopathy（エンテソパチー）」と呼び「腱・靱帯付着部症」と訳される．

1）エンテーシスの構造

　エンテーシスは4つの階層となっている（図6）．軟部組織である腱・靱帯から硬組織である骨に力を伝達・制御するうえでの接合部は，剛性と柔軟性をあわせ持つ階層が求められる．

①線維性組織層（zone of dense fibrous tissue）：
　平行に配列する膠原線維束とその間に散在する線維芽細胞から構成される．組織像は，腱・靱

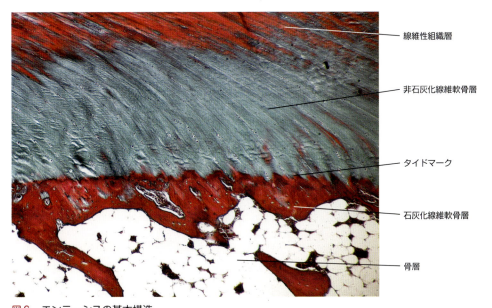

図6 エンテーシスの基本構造
線維軟骨を介した特徴的な4層構造を示している．

帯の実質部とほぼ変わらない．
② 非石灰化線維軟骨層（zone of uncalcified fibrocartilage）：膠原線維間にみられる細く扁平な線維芽細胞が，骨に近づくにつれ徐々に楕円形の軟骨細胞様の形態となっていく．膠原線維の走行はほぼ平衡に保たれて，その線維間において線維軟骨細胞が数個ずつ規則正しく配列していく．
③ 石灰化線維軟骨層（zone of calcified fibrocartilage）：非石灰化線維軟骨層から石灰化線維軟骨層へ移行する部位に，組織学的に明瞭な境界線（タイドマーク tidemark）がみられる．境界線は，組織の石灰化前線である．この層では，膠原線維間に明らかな石灰の沈着が認められる（図7）．
④ 骨層（zone of bone）：石灰化線維軟骨層と骨層との境界は，非常に入り組んだ複雑な構造をしており，腱・靱帯の膠原線維と骨組織との実質的な境界となる．

　力をより効率的に，安定的に伝達するためには，強度に耐えうる剛性と柔軟性が必要である．エンテーシスにおいては，この両面の機能が求められている．また，かなり強い力がかかるため，生体がそこで破綻をきたさないように入り組んだ構造をより複雑に変化させていく．生体が自身の障害を阻むために自然の反応が示されている．

　エンテーシスの周囲には，滑液包や脂肪性結合組織が多く存在する．脂肪性結合組織内には豊富な血管と神経組織があるが，逆に腱の血液供給は軟骨と並んで乏しい．軟骨，腱および靱帯などの機械的ストレスにさらされてしまうところでは血管を通すためのトンネルを数多く作ることができない．宿命的に血液供給が乏しいことにより，損傷があった場合についてはその治癒が難しくなることが多い．

2）エンテーシスの機能

　エンテーシスの機能には，①軟部組織と骨との接合，②機械的負荷の防御・分散（力学的ストレスの緩衝作用），③骨の成長促進の3つがある．

　力学的ストレスの緩衝作用として，わかりやすいたとえとしてコンセントプラグがある（図8）．硬い組織としてのプラグと軟らかい組織としての

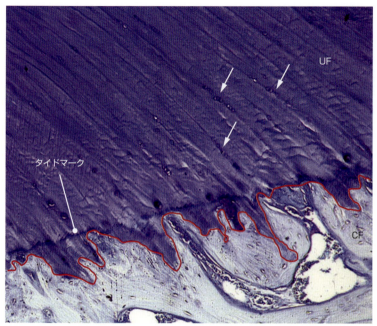

図7 非石灰化線維軟骨層(UF)と結果以下線維軟骨層(CF)の組織学的特徴
UFは直線状に配列し，CFは骨層と入り組んだ構造をしている．

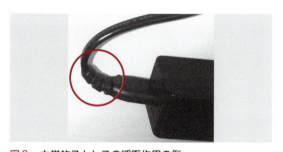

図8 力学的ストレスの緩衝作用の例
硬い組織（プラグ）と柔らかい組織（ケーブル）のつなぎ目は，破損しやすいため中間的な組織で補強される．

ケーブルのつなぎ目は，非常に損傷しやすい．そのため，柔軟性がありかつ強度にも耐えうる中間的な組織によって補強されている．

3）エンテーシス障害の例

腱・靱帯付着部症（enthesopathy：エンテソパチー）はスポーツ活動などの同じ運動の繰り返しにより生じる．つまり，繰り返される刺激によって，いわゆる微細損傷が生じているものと考えられる．またこれらは急性で生じるものではなく，繰り返しによる刺激と損傷，そして不完全な修復が積み重ねられていくことによって，損傷の度合

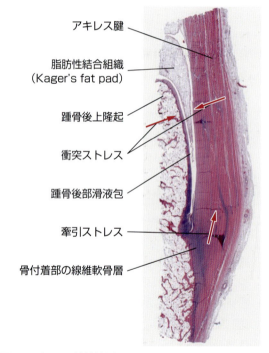

図9 アキレス腱付着部症

いが高度になり，難治性の状態になっていくものと報告されている．

初期には，運動後の疼痛だけだったものが，次

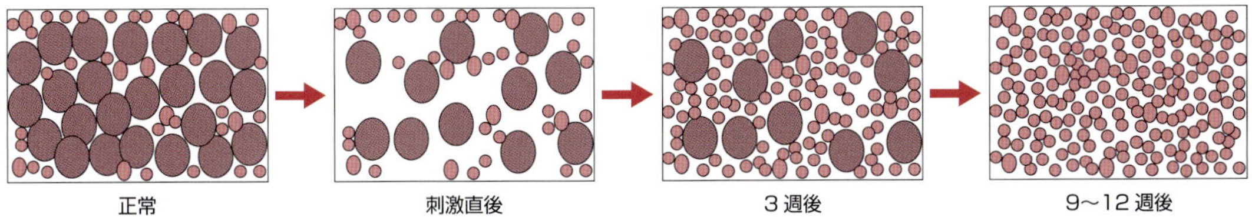

図10 腱・靱帯の修復過程模式図　　　　　　　　　　　　　　　　　　　　　　　（文献7）より引用改変）

第に運動中にも疼痛を生じ，遂には安静時にも疼痛を生じてくるものである．明らかな外傷感がなく，気にせず運動を続けることにより，症状が慢性化し，難治性に至ることが多い．以下のような障害があげられる[4]．

① 上腕骨外側上顆炎（テニス肘），上腕骨内上顆炎（ゴルフ肘）
② 野球肘（内側型）
③ 肩腱板損傷
④ 膝蓋靱帯炎（ジャンパー膝）
⑤ Osgood-Schlatter 病
⑥ 大腿四頭筋腱付着部炎
⑦ シンスプリント（med. tibial stress syn. soleus syn.）
⑧ アキレス腱付着部症・滑液包炎（図9）
⑨ 踵骨骨端症（Sever 病）
⑩ 外脛骨障害（accessory navicular）
⑪ 足底腱膜炎
⑫ 剥離（裂離）骨折（avulsion fracture）

2　繰り返し刺激による損傷と修復過程

　エンテーシスにおける障害は，繰り返し刺激による微細な損傷が重なることにより生じるといわれている[5]．小林[6]は，家兎にジャンパー膝対象モデルを作成し，繰り返し引っ張り刺激による損傷と修復過程を検証した．脛骨と膝蓋骨に対して創外固定器を用い，引っ張り刺激が定量的にかかるものを作成した．そして破断するおよそ30％程度の強度において，1分間に60回の引っ張り刺激を4時間実施した．総刺激数は14,400回である．光学顕微鏡において，繰り返し引っ張り刺激後には膝蓋靱帯の膝蓋骨付着部にコラーゲン線維の断裂や乱れが認められた．刺激後6週では正常に修復されているようにみえた．しかし，力学的には弾性の低下と損傷部位での易損性が持続していたと報告した．

　片山[7]は，これらのことから靱帯付着部の難治性の原因を小林のモデルを用い，電子顕微鏡による観察から検討を行った．正常靱帯においては，大径（160〜320nm）のコラーゲン線維と小径（25〜150nm）のコラーゲン線維が密に集中していたが，刺激直後には隣り合うコラーゲン線維の離解がみられ，大径のコラーゲン線維が半減していた．3週後には，小径のコラーゲン線維が大径のコラーゲン線維を埋めるように配列し，9〜12週においては均一な小径のコラーゲン線維のみとなった（図10）[7]．損傷部位におけるコラーゲン線維の小径化が靱帯の強度低下につながり，易損性の原因であるとしている．生体組織の治癒過程においては細胞浸潤の活発な時期に小径のコラーゲン線維が有意に出現し，やがて大径のコラーゲン線維の合成が始まるとされ，正常なコラーゲン組成に回復するには長期間を要し，損傷が何度も繰り返されるような場合においては，さらに長い時間が必要ではないかと報告している．

　ただ，長期間安静にしておかなければならないのかについては，同じグループの山田[8]が，小林のモデルを用い，刺激後の再刺激における影響を

検証している．再刺激は，初回刺激量の同等もしくは半分のものとして，2週後，6週後に実施した．2週後において初回刺激量と同等の力による再刺激では，その後の修復に遅延が生じ，腱の変性と石灰化が生じた．6週後においては，その修復に遅延は生じなかった．また，半分の刺激量での2週後および6週後の再刺激においては，炎症細胞の浸潤はみられるものの，その後の修復過程に影響を及ぼさなかった．これらのことにより，修復早期に初回刺激量と同等の刺激が加わることで不可逆性の変化が生じる危険性があること，また半分の刺激量であれば，修復は遅延せず早期運動療法の可能性を示すと報告した．

臨床において，痛みが運動療法を行ううえでの1つの基準となりがちであるが，組織における回復過程と必ずしも一致しているとはいえない．微細組織においての修復過程をイメージし，運動強度が組織に対してどれだけの力学的負荷となっているのかを理解し，治療方策を検討しなければならない．

文献

1) Neumann DA（原著），嶋田智明ほか（監訳）：筋骨格系のキネシオロジー．19-25，医歯薬出版，東京，2005
2) 高橋正明：人体のテコ—人体に第2のテコはありやなしや—．PTジャーナル40：309-317，2006
3) 篠原靖司：アキレス腱付着部症．臨床スポーツ医学 31：614-620，2014
4) 熊井司：「腱・靱帯付着部症」について．sportsmedicine 94：6-10，2007
5) 橋本健史：腱・靱帯の力学的特性と修復過程．臨床スポーツ医学 31：598-603，2014
6) 小林尚史：繰り返し引っ張り刺激に対する靱帯および靱帯付着部の損傷とその修復に関する実験的研究．金沢大学十全医学会雑誌 106：236-248，1997
7) 片山一雄：繰り返し引っ張り刺激に対する靱帯損傷とその修復について．金沢大学十全医学会雑誌 106：494-504，1997
8) 山田泰士：繰り返し引っ張り刺激による腱損傷の修復過程における再刺激の影響．金沢大学従前医学会雑誌 112：71-83，2003
9) 篠原靖司：組織学的所見からみた足関節外側靱帯のバイオメカニクス．関節外科 34：68-73，2015

足部・足関節機能と身体運動との関係をとらえる

橋本 雅至，木下 和昭

足部・足関節機能と身体運動との関係をとらえるための着眼点

- 足部の機能と関節の可動性・固定性との関連を知る．
- 下肢荷重位での身体運動の土台となる足部・足関節の役割を理解する．

　滑膜関節の多くは柔軟でかつ滑らかな関節運動を行うための可動性と，荷重支持や運動を伝達するための固定性の，2つの相反する性質を有する必要がある．そのため関節の運動学的メカニズムを理解し，その運動特性を担う関節周囲の組織や筋機能をあわせて理解する必要がある．特に足部・足関節は下肢荷重位にて身体重量そのものが荷重される部位であり，また地面と接する部位（土台）として身体運動の力源を地面に伝達する働きを有する．足部・足関節の理学療法を考えるうえで，各関節の機能をふまえ，かつ身体全体に及ぶメカニズムを考慮する必要がある．

I 関節の可動性と固定性

1 関節機能に影響する関節弛緩性

　身体運動に貢献する大関節の多くは滑膜関節である．その構造は骨と骨を結合組織である関節包や靱帯などにより連結されており，スムーズでかつ広い可動性を有し，運動（力）の伝達の役割も担っている．関節の安定性に影響を及ぼす関節弛緩性[1]には，生まれつきの個人の特性として先天的な緩さと，靱帯損傷など関節構成体の損傷と機能不全からくる後天的な緩さがある．いずれの場合でも，個々の関節の弛緩性と全身性な関節の弛緩性の評価（表1）[2]が必要である[1-3]．

　関節の可動性に有利な性質を持つ滑膜関節であるが，その安定性には靱帯や関節包の働きに由来する固有の固定性（静的関節安定化機構）と，動作時や姿勢保持の際の筋機能による関節の固定性（動的関節安定化機構）が存在する[4]．関節弛緩性は静的関節安定化機構に対して直接的に影響を及ぼす．また，靱帯や関節包など結合組織の伸張性（柔軟性）は組織によりさまざまであり，柔軟性の高い靱帯や関節包は関節の固定性を不十分にさせ，動作時の関節固定性は筋機能に依存するところが大きくなる（表2）．筋機能によって補われていると動作時の関節固定性が高まり，目的動作も遂行可能であるが，筋機能の状態によって結果が左右されることになる．筋力不足はもちろんのこと，頻回な筋収縮から疲労状態に陥り，コンディションが低下した状態では，筋が関節の固定性に貢献できなくなることが想定される．さらに運動

表1 全身性関節弛緩性テスト

	テスト項目	判定	角度		テスト項目	判定	角度
1		左 右		6			
2		左 右		7			
3	≧15°	左 右		8	10°≦	左 右	
4		左 右		9	45°≧	左 右	
5				10	5cm≧	左 右	

1 母指の前腕掌側への接触（他動）
2 示・中・薬・小指がMP関節（手掌と指との間の関節）での背屈で前腕と平行になる（他動）
3 肘関節を伸展したときに15°以上過伸展（反張）する（自動）
4 背部で左右の手指がとどく（一方は肩越しに，他方は下方から），あるいは背部で合掌できる（自動）
5 両上肢を90°前挙し内転した際に肘から遠位の前腕内側が接触する（自動）
6 立位体前屈にて手掌が床面に接地する（自動）
7 立位で下肢を外旋し両足部が180°開く（自動）
8 立位で膝が10°以上反張する（自動）
9 立位で足関節の背屈が45°以上（下腿と床面に接地した足部とのなす角が45°以下）（自動）
10 仰臥位で足関節を最大底屈した際の母趾と床の距離が5cm以下のもの（自動）
　・両側あるものは片側0.5ポイントとし全項目が可能なものは10ポイントとなる
　・一般には男性で2～3ポイント，女性で3～4ポイントである

（文献2）より引用改変）

表2 関節弛緩性（靱帯，関節包）と関節安定化機構

	①	②	③
静的関節安定化機構 （靱帯，関節包）	70	40	40
動的関節安定化機構 （筋，筋腱）	30	60	30
関節安定性	100 （○）	100 （○）	70 （×）

関節の安定性が100必要であるとし，①，②，③のタイプの人が存在すると考えられる（数値はイメージである）．
①は静的安定化機構が70あり，動的安定化機構が30あって，合計で100の安定性を得ることができる．
②は静的安定化機構が40であるが，筋機能の貢献度を高めて動的安定化機構が60あれば，合計で100の安定性を得ることができる．
③は②と同様，静的安定化機構が40であるが，筋機能が不十分であり動的安定化機構が30しかなく，合計で70しか安定性を得ることができない．

③は他の者と同様の運動機能に到達しないが，②も①に比べると筋機能を過剰に使うため疲労などの力学的ストレスが大きいと考えられる．①を健常者と考えると，②，③の者は静的安定化機構の貢献度が低い，関節弛緩性の高い人であることが想定される．関節弛緩性が高いと動作を遂行できないか，もしくは可能であったとしても，力学的ストレスから運動器障害が引き起こされる可能性がある．

を継続すると，筋や筋腱の使いすぎ（過活動 over use）を引き起こし，炎症や痛みの発生につながり，関節周囲の慢性障害の発生要因になりうることが考えられる[5]．また，このような筋や筋腱のコンディションの低下は，筋収縮力を低下させ，筋力増強トレーニングを行ったところで筋力増強の効果は得られにくい．まずは筋のコンディションを整えること（コンディショニング）から開始し，状態の改善を確認しながら，筋力増強トレーニングへと移行すべきである．

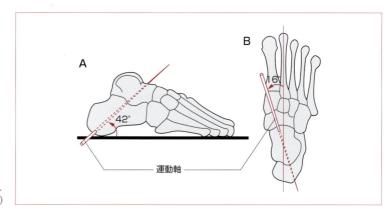

図1 距骨下関節の運動軸
A：側面．水平面と約42°の角度をなす．
B：背面．矢状面と約16°の角度をなす．
3次元的な関節運動（回内・回外）を行う．
（文献6）より引用改変）

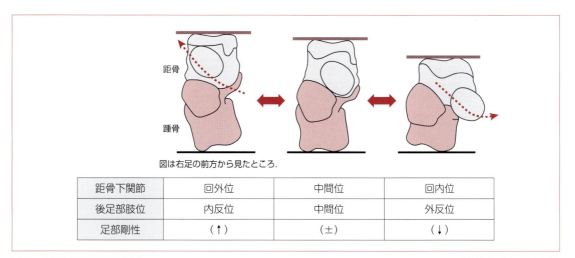

図2 距骨下関節の関節運動
（文献6）より引用改変）

II 足部・足関節の機能

1 距骨下関節とショパール関節の機能

　距骨下関節は前後に貫く運動軸を有しており，三平面上の回内・回外運動を行う（図1）[6]．実際の動きは，体表面では後方から後足部の肢位変化（内反・外反）として観察することができる．踵骨の外反に伴い距骨が内下方に内旋しながら動き，踵骨の内反に伴い外上方へ外旋しながら動く（図2）[6]．この動きは，下肢荷重位において後足部の動きと下腿の回旋とが連動することを示し，距骨下関節が足部の回内・回外を下腿の回旋へと連鎖させる．実際には距骨下関節の回内が距骨を内旋させ，荷重によって固定された距腿関節を介して下腿を内旋方向へと誘導する上行性の運動連鎖となる（図3）[7]．また，立位時を想定すると，踵骨の動きに合わせて床からの距骨の高さが変化し，脚長を変化させる要因ともなりうる．

　ほかにも，距骨下関節の肢位によってショパール関節を構成する距舟関節の関節面，踵立方関節の関節面の位置関係も変化することとなる．ショパール関節の2つの関節面にそれぞれの関節の

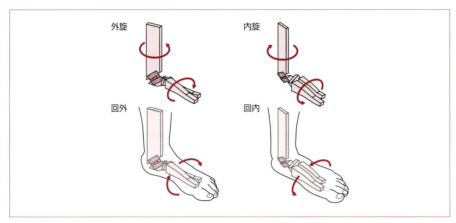

図3 足部と下腿の関係
距骨下関節は足部と下腿の動きをつなげるオートマチックな変換器である。　　　（文献7）より引用）

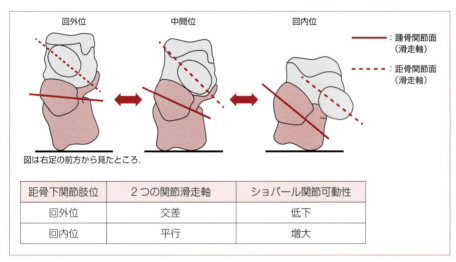

図4 ショパール関節と距骨下関節の関係　　　（文献6）より引用改変）

滑走軸を描写すると，距骨下関節の動きに合わせて2つの関節軸の方向が変化することがわかる（図4）[6]．2つの軸が平行（後足部外反）であると互いの関節運動は可動しやすく，交差（後足部内反）していると互いの関節が影響し合って可動性が減少し，固定しやすくなる[6,8]．つまり，距骨下関節の回内位（後足部外反）ではショパール関節は可動性（解錠）を有し，回外位（後足部内反）では固定性（閉錠）が増す．

ショパール関節の解錠状態により足部は可動性を持つことになり，地面に対応した足部の運動につながる．また閉錠状態により，足部の固定性が高まり，足部の力の伝達作用が高まる．しかし，足部の柔軟性（弛緩性）が高すぎると，足部への荷重によって足アーチが過度に低下して扁平化したり，力の伝達効率が低下して床反力を十分に作り出せない場合がある．

2 トラス機構とウィンドラス機構

足底腱膜と足部アーチの機能的な関係にはトラス機構（足アーチによる衝撃吸収機能）とウィンドラス機構（足底腱膜の巻き上げによる足アーチ

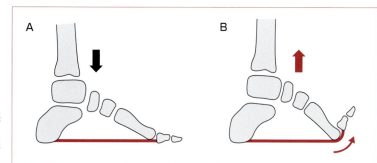

図5 足底腱膜と足アーチの機能
A：トラス機構．荷重で足底腱膜の緊張が強まりアーチを支える．
B：ウィンドラス機構．足趾の背屈で足底腱膜が緊張しアーチが高まる．

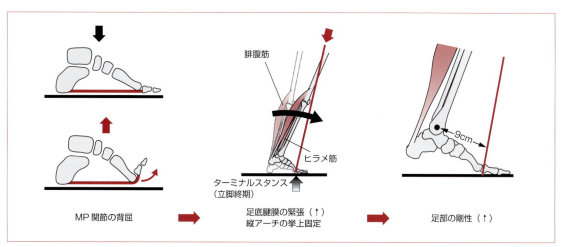

図6 ウィンドラスの巻き上げ機構
歩行のtoe-off時に足部剛性を高めて前足部で地面を蹴る． （文献6, 9）より引用改変）

の挙上）がある（図5）．

トラス機構では，足底部が着地するときに足底腱膜が遠心性に伸張することにより，足アーチが低下しながら着地の衝撃を吸収する．足アーチの動きは，足底腱膜の伸張の範囲で止まる．結合組織である腱膜の構造的な伸張性には，関節における関節包や靱帯のように個人差があり，伸張作用の違いから衝撃収集能力に個人間の差が生じると考えられる．

またもう1つに，足趾（特にMP関節）が背屈することにより，足底腱膜が巻き上げられ，足アーチ（特に縦アーチ）が挙上するウィンドラス機構（ウィンドラスの巻き上げ現象）がある．足趾の基節骨に付着する足底腱膜は，足趾の背屈運動により，伸張され緊張度を増す．これにより足の縦アーチが挙上し，足背部の靱帯の作用により，アーチはある程度挙上して止まり固定される．この固定された状態は足部の剛性を示し，足部が力の伝達に有利な状態となる（図6）[6,9]．実際の身体運動の場面では，歩行の際の立脚後期，踵離地後，前足部で床を押し前方への推進力を発揮する運動局面にあてはまる．踵離地により足趾が軽度背屈運動を行い，足部の剛性が高まり踵骨に作用する足関節底屈筋力を前足部（特に母趾球）にまで伝達し，床を斜め後方に押して床反力を生み出す（図7）．

上記の2つの機能は，足部が足底腱膜の作用により可動性を有利にする場面と，固定性（剛性）

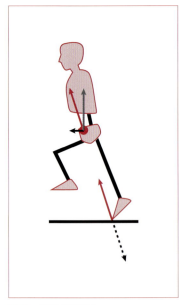

図7 移動の推進力
前足部で床を押した力（··▶）の反対方向に同じ大きさの床反力（→）が作用する．床反力は外力であり，身体重心位置に移して分力に分けると，垂直分力が体重支持力であり，前後方向分力が推進力となる．床反力は動作における抗重力と推進の力源となる．

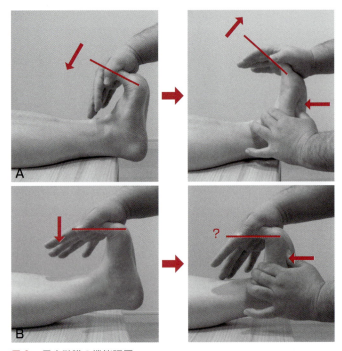

図8 足底腱膜の機能評価
A：足趾を最大背屈位にして足底腱膜を強く圧迫すると，足趾が屈曲方向に押し戻される．
B：足底腱膜を圧迫しても緊張が高まらず，足趾が押し戻されない．またAに比べ足趾の背屈角度が大きいことが多い．

を高める場面の両極の性質を共有することを可能にしている．しかし，足底腱膜は結合組織であり，組織の弛緩性（伸張性）には個人差や個人の特徴が存在することを先述した．生まれつきの結合組織の柔軟性が高い人は，足部のトラス機構やウィンドラス機構に機能不全をきたす可能性があることが考えられる．さらに関節弛緩性で述べたことと同様に，動的機能として筋機能により代償したとしても，過剰な筋機能の作用は筋そのものの疲労をきたし足部周囲の障害の要因となる．また，足部周囲のトラス機構の不全により衝撃吸収能力が低下すると他関節にも衝撃が伝播され，力学的ストレスが生じる．このような足部のウィンドラス機構では，足底腱膜が巻き上げられても十分に腱膜の緊張が高まらなければ，アーチが挙上せず，足部の固定性が得られない．これにより，足関節の底屈筋力が十分に伝達されないため前足部での床反力を得ることができず，歩行においては推進力の低下につながる．このような力の伝達不足はさらなる底屈筋力の発揮を必要とし，その繰り返しは筋疲労へと導くような力学的ストレスを生じさせる．

筆者は足底腱膜の柔軟性の評価に**図8**の方法をスクリーニングとして用いている．足関節中間位で足趾を他動的に背屈し，足底腱膜を指で圧迫すると通常は足趾が屈曲方向に動くが，足底腱膜の柔軟性が高い足では足趾が動かない．

3 身体運動の土台としての役割

足部は立位，歩行動作などの下肢荷重位での身体運動時に唯一地面に接する部位であり，その機能は多彩である．地面の状況を感知するセンサーとして足底面や足関節周囲には多くのメカノレプターが存在することは周知のことである．目的

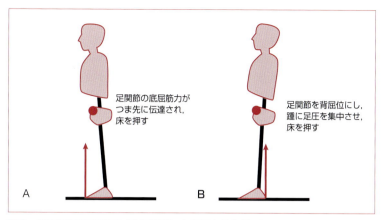

図9 姿勢制御の支持面（支持基底）と床反力の作用
A：重心の前方移動の際，つま先に作用する床反力が前方移動を制動する
B：後方移動の際，踵部に作用した床反力が重心の後方移動を制動する

に合致した運動を遂行するためには，周りの状況を把握する感覚系の働きは重要である．また，足部は力学的な身体の土台であり，体重を支持する支持面となり，足部で構成される支持基底と身体重心位置との関係から，姿勢の保持や安定した動作の遂行を可能にしている（図9）．さらに体重を受ける支持面の機能に加えて力の伝達の観点から，足部は上層の身体各部から下行性に伝達されてくる筋力と重力を床（地面）に対して作用させ，床反力（外力）を生み出す役割を有する．この外力は身体を重力下で保持する抗重力の力源であり，身体運動時は推進力や制動力となる．いずれにせよ，床（地面）に対する足部での力の伝達が十分に行われることが，姿勢保持や身体運動のポイントとなる．

身体各部での関節運動を伴う筋力発揮は，内力といわれている．物理学的には，重力下で物体が動くためには外力が必要であり，その外力の作用する方向や大きさにより，物体の動きが変化する．ヒトも身体運動を行う際，十分な外力を得ることが必要であり，立位，歩行などでは足底面に作用する床反力は目的の運動を完成するための力源（体重支持力，推進力，制動力）となる．この床反力を得るために，足底面は地面に接しているだけで

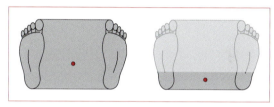

図10 支持基底面と重心線との関係
機能的な支持面はより内側になる前足部で床を押すことができなければ，右図のように極端にないのと同じ状態であるため，踵（後足部）支持になり，重心位置も後方へ偏位させること（後方重心）となる．

はなく，床を適切に押すことができることが不可欠である．立位時の支持基底と重心位置を図10に示す．これは地面と接している部位を囲んだものであり，このすべての部位で床を押すことができるかどうかを示しているものではない．足底面では踵部と母趾球，小趾球の3点が主な荷重部位であり，これらの部位で床を押し，床反力を作り出すことができる．これら以外にも足底の外側部は十分に荷重支持が可能であり，足趾は前足部の荷重や床を押す際に補助的な役割を担っていると考えられる．

われわれ理学療法士は，支持面の中で床をきちんと押すことができる部分を機能的な支持面ととらえている．機能的な支持面は図10のような地

面に接している部位を囲んだものではなく，さらにその内側に存在していて，姿勢保持や身体運動時の力源である床反力を作ることができる部位の範囲としてとらえている．この機能的な支持面は，踵部では比較的広いが，前足部では床を押す作用が十分でなければ，必然的に狭くなることが考えられる（図10）．つまり（機能的な）支持面が狭くなることは，身体重心位置の調整において不利な状態となり，不安定と評価される状況に陥る要因になる．

III 動作観察におけるポイント

1 動作に介入して運動の機能（役割，目的）を知る

身体運動を観察によってとらえて，身体各部の動きからその動作におけるそれぞれの役割や目的を考察できることが望ましい．ただ見ているだけではとらえにくいのが，力学的な機能である．力の作用や見えている動きがどのような目的で動き，身体運動においてどのような役割を果たしているかを把握することが理学療法評価では重要である．目的を到達していない，役割が果たせていない状況では，動作が完成していても，不合理な動作様式になったり，代償運動などが含まれていることが想定される．例えば，推進力を発揮する部位が十分機能していなくても他の部位が代償してその機能を果たしていると，動作は可能であるかもしれない．しかし，その動作様式は正常動作とは違うと判断されることも少なくなく，そこに機能障害の要因が存在するかもしれない．

われわれは動作を観察する際，身体各部の運動について代償性か非代償性かの区別をしながら考察することがある．これは1つの関節での機能不全が存在する場合，少なくとも2つ以上の動作パターンが存在することが前提となっている．要因となる機能不全を代償して行う場合と機能不全を代償できずに行う場合の少なくとも2つ以上あると考えられ，例えば図11[3]に示すように，股関節の外転筋力低下に対して歩行時の立脚期に起こりうる代償性のDuchenne現象と非代償性のTrendelenburg徴候の2つの動作パターンがある．

ヒトは関節に機能不全があっても，それを代償してでも動作を完成させようとすることが多い．代償性と非代償性の出現率は均等ではないが，代償するためにも能力が必要であるので，全身的に運動機能が低い場合は代償すらできずに動作が完成に至らない．

われわれは，観察時に見えている動きがどのような目的の機能を果たしているかを考えるために，動作にいろいろな介入を試みている．代償動作は促されると，動作が遂行しやすくなったり，安定したりと良好な結果を得ることが多い．しかし，非代償性の動作は誘導されると動作遂行の阻害要因になることや，動作が不安定になることが観察できる．このような動作の誘導や制動などを口答指示で行う場合もあるが，セラピストの徒手にて操作（介入）することや，動作の途中で徒手による介入が困難な場合はテープやインソールパッドなどのアイテムを用いて介入することは，条件の変化による動作の変化が観察でき，動作を考察するうえで有用である．単なる観察的動作分析にとどまらず，さまざまな介入効果を検討することによってその対象動作の機能に対する理解が深まり，動作分析の機能評価としての展開が広がる．

2 身体重心位置を予測する

身体重心位置を予測するには，対象者の自然立位からセラピストが骨盤を持って体重移動させる（図12）[3]．両側の足底面が支持面で，支持基底

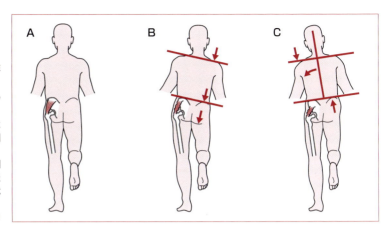

図11 異常動作における代償性と非代償性
A：正常．骨盤は水平位もしくは，やや遊脚側挙上．
B：Trendelenburg徴候陽性．骨盤は遊脚側下降．股関節外転筋で骨盤側方支持できず（非代償性）に下降．
C：Duchenne現象陽性．骨盤は遊脚側挙上．骨盤の側方支持を回避するため身体重心を予め支持脚側に移動（代償性）するために挙上．
(文献3) より引用

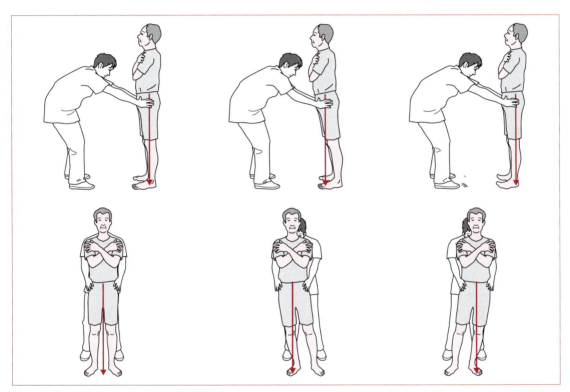

図12 骨盤の他動移動による重心移動の誘導テスト　　　　　　　　　　　　　　　　　(文献3) より引用

内に重心位置が存在することが立位姿勢を指示できる条件となる．前述したように，機能的な支持面から重心位置が逸脱すると，転倒やそれを予防する支持面の変更などの対応を行う．しかし，足関節ストラテジーは支持面の変更以前から働き，重心の前方移動では足関節底屈，後方では背屈，側方では回内・回外運動で対応することが観察できる（図13）．

ここでの着目点は，体重の移動幅である．例えば，前方に移動する際，前足部で十分に床反力を作ることができれば身体重心は前方へしっかりと移動し，移動幅も大きい．しかし，足部剛性が低下している場合などでは，前足部での床反力を十分に得ることができず，転倒を避けるために前方

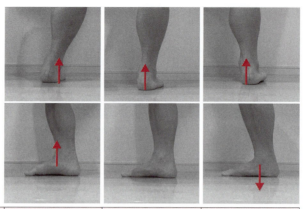

身体重心	外側移動	中間位	内側移動
後足部 （距骨下関節）	内反（回外）	中間位（中間位）	外反（回内）
内側縦アーチ	挙上	中間位	低下（扁平化）

図13 床反力作用中心の変更
足部の動き（回内・回外）によって床を押す位置を変更し，床反力の作用中心位置を変えて前額面上の姿勢制御を行う．

への体重移動幅が小さくなる．しかし，剛性の低い足部でも両脚での立位保持では，後足部（踵部）には荷重しやすく，前足部で支持しにくいため，むしろ重心位置を後方化していることが少なくない．このとき，骨盤を他動的に後方移動させると，もともと重心が後方に位置するために後方への移動幅も小さい．その結果，前後方向の体重移動幅が小さくなっているため前後方向の外力にも過剰な対応が必要となっている場合がある．足部の影響による重心位置の後方化は身体に対して上行性に影響を及ぼし，骨盤や脊柱，肩甲骨のアライメント不正の要因となる．

IV 下肢荷重位での身体運動と足部機能との関係

1 片脚立位での姿勢保持運動と足部機能

　地面と接する足部は身体の土台であるため，足関節ストラテジーをはじめ，足部自体（前足部，後足部）の動きは，姿勢調整に大きく貢献する．健常者であっても閉眼にて片脚立位姿勢を保持させると，支持面である足底面の横幅の狭さから，足部が回内・回外運動を繰り返すことが観察できる．足部の回外運動にて足底面の外側，回内運動にて内側を接地させ，床を押して床反力を作り出す．この床反力が身体重心の軽微な移動に対して制動や誘導（推進）を行い，支持面内に重心位置を維持して姿勢を調整している．

　足部のみで調整することができなければ，足部より上層部の膝関節や股関節，体幹などで重心位置をコントロールしようとして，大きな動揺を伴うことも少なくない．足部のわずかな動きのみで調整可能であれば，比較的安定して見えるが，体幹などが大きく動揺してしまうと，姿勢保持が不安定な印象を受ける．土台である足部での調整が身体の姿勢保持において重要な役割を担っている．

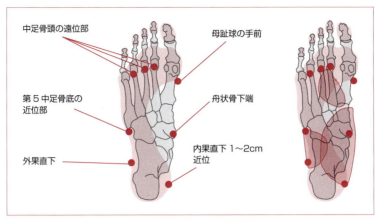

図14 足裏のマーキングとインソールパッドの貼付位置
マーカー位置は内・外側縦アーチ，横アーチの位置を決める基準となり，パッドの高さや位置を微調整しながら貼付する．右図は貼付の一例．
(文献10)より引用)

このときの足部の回内・回外運動は，足底面を床に押しつけて床反力を作る動きであると考えるが，この機能は個人差も大きく，動きがどちらか一方に偏っている場合も少なくない．足部の動きに偏りがある場合は片脚立位での転倒方向が外側・内側方向のどちらかに偏っていることも同時に観察することができる．

片脚立位での足部のアプローチでは，後足部や前足部へのテープによる誘導や制動，インソールパッドの挿入による足部運動の補助，接地面と足底面との間のパッドは地面を上げ底にして荷重しやすくすることをねらう（図14）[10]．

2 歩行動作における体重移動と足部機能

1）側方への体重移動

歩行時の左右への体重移動は，股関節と足関節の協調した運動が必要である．正常な歩行では伸展位での膝関節に前額面上の側方向への動き（外反・内反）はない．もし，膝関節の明らかな外反や内反が認められれば，膝関節の障害もしくは隣接関節の機能の代償を行っていると考えられる．

側方向への体重移動を模式的に考えてみると図

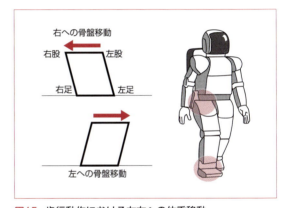

図15 歩行動作における左右への体重移動
骨盤の左右の体重移動には股関節の内転・外転と足部（後足部）の回内・回外との協調運動が必要．

15のように，距骨下関節と股関節の協調された動きが理想的な運動であると考えられる．数学的にあてはめた運動の再現は，例えばASIMO（本田技研工業）などの二足歩行ロボットによるスムーズな体重移動と安定した歩行として実現化されていることで理解できる（図15）．ロボットの足では足部自体が動かない剛体であり，足部回内・回外運動を行う前後方向の運動軸が存在する．これは人体では距骨下関節の運動軸を再現している．ロボットの場合，移動側の股関節の内転と足部の

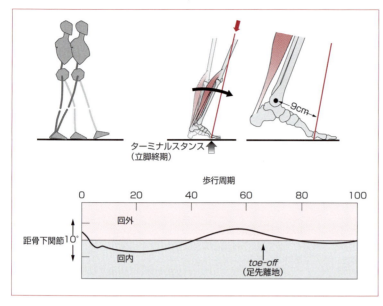

図16 歩行動作における後足部（距骨下関節）の運動と移動の推進力発揮

立脚後期の踵離地から足先離地において，つま先が床を後方に押して床反力を作り，歩行の前方推進力を作用させる．この際，足部は十分な剛性を有しており，力の伝達を行っている．グラフ（文献9）より引用改変）にあるようにこの時期（歩行周期の50～66%）の後足部は内反位（距骨下関節回外）であり，ショパール関節は閉鎖状態を示し，足部の剛性を得る条件がそろう．

回内運動の協調した動きにより，体重移動を行っている．しかし，実際のヒトの足では足部自体（前足部と後足部）の運動により，距骨下関節の回外と前足部の回内，股関節の内転運動が協調して，骨盤における側方（体重）移動が可能となっている．これは，後足部（距骨下関節）の回外のみでは母趾球が地面から離れてしまうため，前足部が回内して母趾球が地面と接するように動く．このような前足部の回内と後足部の回外は内側縦アーチが挙上する動きであり，足部の剛性を得て，足底の外側部がしっかりと体重支持を行うことを意味する．この働きは立脚期初期にみられる動きで足圧中心が後足部にある時期であり，その後，前足部の足圧中心が移動すると足部の対応は変化する．

上記のような働きを利用すると，移動側の足部の動きが少ない場合，足底の外側面での接地，荷重（床を押すこと）ができず，床反力が作り出せないために，骨盤の側方移動が減少する．このような場合は，上部体幹を側方偏位（重みを移動）させるなどの代償運動にて体重移動をさせることも少なくない．前後方向からの歩行観察において骨盤の位置よりも上部体幹部が側方に偏位するような動きとして認められる．

歩行時の側方体重移動の誘導や調整において，後足部（距骨下関節）へのテープによる誘導（回内・外）やインソールパッドの内外側縦アーチの後足部への貼付などにより介入することが立脚初期の体重移動に変化をもたらす場合がある（図14）．

2）前方への推進力発揮

歩行時の前方への推進力発揮時期は，立脚期の後半，踵離地から足先離地までの時期である．ペリーの歩行分析のグラフ[9]（図16）にある後足部の動きは，この時期に後足部中間位から内反位をとっており，最も後足部が内反位になっているところで，床を押して床反力を作り出していると考えられる．この後足部の肢位は距骨下関節でいうと最も回外した肢位である．

先述した距骨下関節とショパール関節との関係から，距骨下関節の回外位ではショパール関節は閉鎖となり動きが減少し固定性が高まり，足部の剛性が高くなることを意味している．この足部の剛性には足底腱膜によるウィンドラス機構も加わり，後足部（踵骨）に作用した底屈筋力は前足部へ伝達されやすい状況となり，母趾球を中心に床を押して床反力を作り出す．これが歩行の推進力

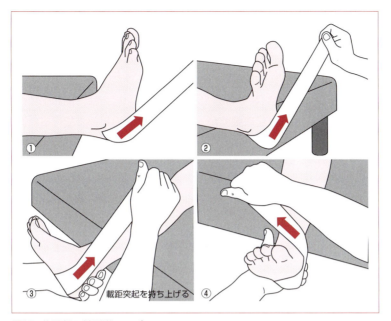

図17 後足部回外誘導テープ
載距突起を持ち上げて後足部を回外方向に誘導し，ショパール関節を閉鎖状態にし，足部剛性を高める．

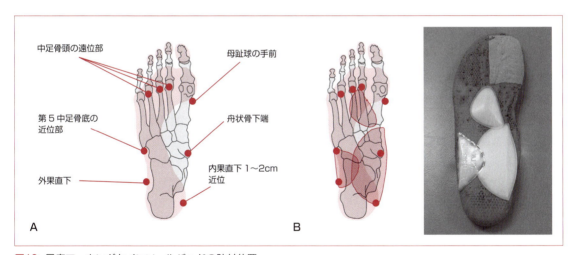

図18 足底マーキングとインソールパッドの貼付位置
A：インソール操作のための足底マーキング，B：足部剛性の向上をねらったインソールパッドの貼付位置
足部剛性を高めることをねらったパッド貼付位置．
後足部の内側縦アーチの載距突起部を高くし，後足部の外反を制動（内反方向へ誘導）する．加えて横アーチ（中足骨部）にパッドを入れてウィンドラス機構を誘導する．
（文献10）より引用）

となる．
　例えば，足部の剛性を十分に得ることができない柔軟性（関節弛緩性）が高い足部への介入方法[10]として，ポイントは次のようになる．後足部は中間位から内反方向へ誘導（図17）し，外反方向は制動するテープの貼付や，インソールパッドを用いて内側縦アーチの後足部を高くするような貼付方法を行う（図18）[10]．後足部の内反位は

距骨下関節の回外位であり，立位で踵骨が外反しないようにするには載距突起部が下に下がらないような処置がキーポイントとなる．この際のテープもインソールパッドも，立位で載距突起部の真下にくるように貼付することがポイントである．さらにウィンドラス機構を促すように足底腱膜が緊張しやすいように中足骨底部に横アーチパッドを挿入すると荷重時に底部から足底腱膜が圧迫されて緊張が高まりやすくなる．これらの対応策では，テープの強度の調整やインソールパッドの高さの調整を行えば，関節弛緩性が高い柔軟な足部から健常者の足部まで幅広い適応が考えられる．

文献

1) 廣橋賢次：スポーツと関節弛緩 (Joint Laxity：JL). 鹿屋体育大学学術研究紀要 12：111-115, 1994.
2) 大阪体育大学学生の健康手帳作成委員会：整形外科的メディカルチェックのマニュアル．学生の健康手帳, 38-41, 2002
3) 橋本雅至：スポーツウエアを必要とする対象者，歩行を診る―観察から始める理学療法―松尾善美（編），文光堂，東京, 409-426, 2011
4) 市川宣恭：スポーツ機能解剖と障害．スポーツ指導者のためのスポーツ外傷・障害，第2版，市川宣恭（編），南江堂，東京, 1-21, 1992
5) 橋本雅至，伊佐地弘基：理学療法による overuse 障害への対応．足部・足関節のスポーツ障害― overuse 障害の克服―．臨床スポーツ医学 31(7)：674-684, 2014
6) 入谷　誠：足底挿板療法．整形外科理学療法の理論と技術，山嵜　勉（編），メジカルビュー社，東京, 62-83, 1997
7) 橋本雅至，伊佐地弘基，岡田亜美：テーピング，インソールを必要とする対象者．歩行を診る―観察から始める理学療法．松尾善美（編），文光堂，東京, 390-408, 2011
8) Seibel MO　入谷誠（著／訳）：フットファンクション．ダイナゲイト，東京, 1996
9) Perry J et al：Gait Analysis：Normal and Pathological Function. Slack, Thovofare, 1992
10) 橋本雅至：膝 OA の術前・術後の歩容改善をねらう．臨床実践―変形性膝関節症の理学療法，文光堂，東京, 120-134, 2016

足部・足関節の機能評価と機能的な運動療法を理解する

加賀谷 善教

機能評価を運動療法に活かすための着眼点

➡ 機能評価ではアライメントを崩す要因を推論する．
➡ 特に距骨頭の滑動性や距骨下関節の可動性，アーチ機能とアライメントの関連は重要となる．

アライメントからみたトップダウン評価を行ううえで大切なのは，アライメントを崩す要因を関節可動域や筋機能などと関連づけて推論することにある．アライメントを崩す要因が特定できると，その問題点に対して運動療法を実践することで機能改善が期待できる．

I アライメントからみたトップダウン評価の考え方

1 ボトムアップとトップダウン

一般的な理学療法評価には，ボトムアップモデルとトップダウンモデルがある[1]．ボトムアップ評価は考えられる限りの検査・測定を一通り行い，その結果から問題点を抽出するのに対して，トップダウン評価では，患者の問題点をスクリーニングで絞り込み，仮説を裏づけるための詳細な検査・測定を選別して実施する．ボトムアップ評価は検査項目の漏れを少なくできるが，無関係な評価を漠然と行う可能性もある．一方，トップダウン評価は検査時間を節約できるが，項目を絞る段階で漏れが生じる可能性がある．

足部・足関節の機能評価を行う場合，痛みとアライメントの関係を推論しつつ，アライメントを崩す要因を考察する手法が機能評価の手順としては理解しやすい．したがって筆者は，これらの機能評価にはトップダウンモデルが向いていると考えており，特にアライメントからみたトップダウン評価を推奨している[2-5]．

2 アライメントからみたトップダウン評価

アライメントからみたトップダウン評価の考え方は，疾患像とリスクを念頭に置いたうえで痛みなどの炎症所見を確認し，アライメント評価の結果から痛みと身体にかかる過負荷を関連づけることにある．アライメントを崩す原因には，関節可動域（ROM），筋力や筋機能，関節不安定性などの影響が考えられるため，詳細な検査に基づきその原因を特定する．

関節運動連鎖の観点からは，足部回内に伴い下腿・大腿は内旋，骨盤は前傾し，足部回外によって逆の運動が生じることが知られている．したがっ

て，足部アライメントを崩す要因が近接関節にあると推論した場合は，足部・足関節にとどまらず，それを裏づける多関節評価を追加する．筆者は，股関節外転筋機能の低下している動的Trendelenburgテスト（DTT）陽性群はknee-inおよびhip-outともに大きくなるのに対し，後足部機能が低下している動的Heel-Floorテスト（HFT）陽性群はknee-inは大きくなるがhip-outは小さくなることを報告し[6-8]，動的アライメントの評価にDTTやHFTを活用している．

アライメントからみたトップダウン評価の際に注意すべき点は，アライメントと痛みの関連における原因と結果の因果関係である．つまり，アライメント不良が原因で痛みが出現しているのではなく，疼痛回避のためにアライメントが変化しているケースもあるため，注意深く考察を進める必要がある．アライメントを崩す要因が特定されると，その仮説に基づいてアライメントを修正する運動療法を立案し実践する．例えば，慢性足関節不安定症（choronic ankle instability：CAI）と診断された患者の問題となるアライメントが回外足とランニング時のtoe-inおよび外側荷重と判断し，その原因が距骨下関節の回内ROM制限および長腓骨筋機能不全による外側荷重と推論したとする．この場合，距骨下関節の回内ROMの改善，長腓骨筋エクササイズを中心に運動療法を実施する．理学療法の効果が認められない場合は，仮説の誤りやプログラムに問題がないかなど，評価の統合と解釈を振り返りつつ修正を加えていく．

II 足部・足関節の機能評価

1 アライメント評価

1）静的アライメント

足部・足関節の静的アライメント評価には，foot angle，距骨頭アライメント，leg heel angle，calcaneus angle，too many toes sign，距骨下関節中間位，アーチ高，ショパール関節アライメント，リスフラン関節アライメント，外反母趾，Foot Posture Index（FPI-6）などがある．

① foot angle

foot angleは，背臥位で膝蓋骨を上方に向け足長軸（踵骨中央と第2中足骨頭を結ぶ直線）の傾きを左右で比較する．距腿関節の運動軸は膝関節軸に対して水平面上で20～30°外旋しているため，一般的には立位でtoe-outを呈する．明らかな左右差が認められる場合には，距骨頭アライメントだけでなく，脛骨粗面の位置や膝関節回旋ROM，股関節回旋位などの評価を加えて異常なfoot angleの原因を特定する．

② 距骨頭アライメント

距骨頭アライメントは，内外側頭を触診し内側と外側が同等に触れることができるかを評価する（図1）．立位での評価がむずかしければ，背臥位で底屈位にし，距骨頭内外側を触診するとわかりやすい．実際のアライメント評価は，立位または背臥位（底背屈中間位）で行う．距骨内側頭は触知できるのに対し外側頭が触知できない症例は，距骨が外旋位を呈していることを示しており，この場合はfoot angleが大きくなる．

③ leg heel angle，calcaneus angle

leg heel angle，calcaneus angleはよく知られたアライメント評価で，距骨下関節中間位や距骨下関節ROM，アーチ高，O脚・X脚といった膝アライメントなどとの関連が深い．特に，calcaneus angleが回外位でハイアーチの症例は距骨下関節の回内ROMに制限をきたしている場合が多い．また，calcaneus angleが過回内位の症例は扁平足との関連が深い．

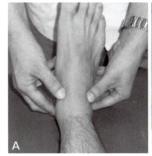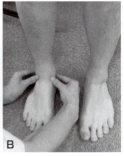

図1 距骨頭アライメントの評価
A：底屈位では距骨頭内外側の触診がしやすい．実際の評価は底背屈中間位で判定する．
B：他の評価と一緒に，立位で確認すると時間の節約となる．

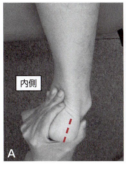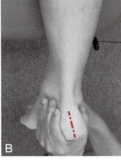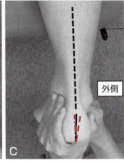

図2 距骨下関節中間位の評価
A：足部を最大回外位にして，踵骨を二等分する線を引く．
B：続いて，最大回内位で同様に二等分線を引く．
C：2：1に分割した線が下腿二等分線と平行になる肢位．
（文献9）より引用）

④ too many toes sign

too many toes signは立位で患者の踵部を後方から観察し，外側に1.5趾以上が見える場合を陽性と判断する．後脛骨筋機能不全（posterior tibial tendon dysfunction：PTTD）患者に対して感度92％，特異度75％と報告されており，アーチ降下による問題の評価として有用である．

⑤ 距骨下関節中間位

距骨下関節中間位は，下腿1/3の横径と踵骨横径の二等分線が平行になる肢位と定義される．距骨下関節は約30°の可動性を有し，そのうちの2/3は回外，1/3は回内である．評価方法は，足部を最大回外位にして踵骨を二等分する線を引き，続いて最大回内位で同様に二等分線を引く．このとき，距骨下関節でも最大回外および最大回内が生じているため，踵骨を二等分する線は一致せずV字になる．この線を2：1に分割した線が下腿二等分線と平行になる肢位が，距骨下関節中間位となる（図2）9)．一般に安静立位では，距骨下関節アライメントは約7°回内位といわれている．

⑥ ショパール関節アライメント

ショパール関節アライメントは，距骨下関節中間位で距舟関節周囲の突出と中足部の内外転を評価する．距舟関節周囲の突出および中足部外転が強い場合はショパール関節外転位，距舟関節周囲の突出が認められず中足部内転がみられる場合はショパール関節内転位と判断する．

⑦ リスフラン関節アライメント

リスフラン関節アライメントは，距骨下関節中間位で第3中足骨と足長軸が平行になる肢位を中間位とし，ショパール関節外転位と内転位を評価する．

⑧ FPI-6

FPI-6（表1）10)スコアの平均値は+4と報告されているが，他の評価法に比べて信頼性や妥当性に優れているとはいえない．しかし，FPI-6はcalcaneus angleやアーチ高，距骨内外側頭アライメント，too many toes signなどを含んでおり，臨床上，活用可能な評価方法の1つである．

表1 Foot Posture Index（FPI-6）

1. 距骨頭アライメント		4. 距舟関節部の膨隆	
距骨頭内側触知可，外側触知不可	+2	距舟関節部が明らかに膨隆	+2
距骨頭内側触知可，外側わずかに触知可	+1	距舟関節部がわずかに膨隆	+1
距骨頭内外側が同等に触知可	0	距舟関節部が平ら	0
距骨頭内側わずかに触知可，外側触知可	−1	距舟関節部がわずかに凹	−1
距骨頭内側触知不可，外側触知可	−2	距舟関節部が明らかに凹	−2
2. 外果上下のカーブ		5. 内側縦アーチの形状	
外果下のカーブは外果上のカーブより明らかに凹	+2	アーチがとても低く中央部が地面に接触	+2
外果下のカーブは外果上のカーブよりも凹	+1	アーチが低く中央部が平ら	+1
外果上下のカーブがほぼ等しい	0	正常なアーチ高で同心のカーブを描く	0
外果下のカーブは凹だが外果上のカーブよりも平ら	−1	アーチが中等度に高く後方部はわずかに傾斜	−1
外果下のカーブが平らか凸	−2	アーチが高く後方部は急に傾斜	−2
3. 踵骨内外反		6. 前足部の内外転	
約5°以上の外反	+2	内側のつま先は見えないが外側ははっきり見える	+2
約5°外反〜垂直	+1	内側に比べ外側のつま先がはっきり見える	+1
垂直	0	内外側のつま先が同等に見える	0
約5°内反〜垂直	−1	外側に比べ内側のつま先がはっきり見える	−1
約5°以上の内反	−2	外側のつま先は見えないが内側ははっきり見える	−2

6種のアライメント評価から総スコアを算出し，+10以上：極度の回内足，+6〜+9：回内足，0〜+5：正常，−1〜−4：回外足，−5〜−12：極度の回外足と判定する．

（文献10）より引用）

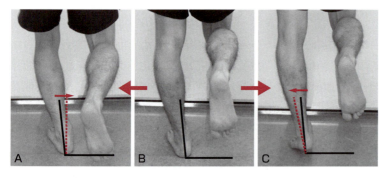

図3 動的 Heel-Floor テスト（HFT）
A：片脚スクワット，B：膝伸転位での片脚立位，C：カーフレイズ
片脚立位時の基準角度から各動作時の傾斜角の変化量を計測し，5°以内の外反は（+），5°以上の外反は（++），5°以内の内反は（−），5°以上の内反は（−−），変化なしは（±）で判定する．

2）動的アライメント

足部・足関節に対しては，静的アライメントだけでなく動的アライメントを評価することが重要となる．動的アライメントに関しては，knee-in & toe-out と toe-in & knee-out, Navicular Drop テスト（NDT）などが知られているが，筆者は，後足部機能の評価に HFT，股関節外転筋機能の評価に DTT を用いている．また，膝外反量の評価には Knee-in Distance（KID），Hip-out Distance（HOD）を用いている[6-8,11,12]．

① 後足部機能の評価

HFT は片脚立位時の床面に対する踵骨軸の傾斜角を基準とし，片脚スクワットおよびカーフレイズ時の変化量を評価する．片脚立位時の基準角度から各動作時の傾斜角の変化量を計測し，5°以内の外反は（+），5°以上の外反は（++），5°以内の内反は（−），5°以上の内反は（−−），変化なしは（±）で判定する（図3）．若年層において，HFT は片脚スクワットで約30％，片脚着地で約50％が強陽性（++）となり，HFT 強陽性例は膝

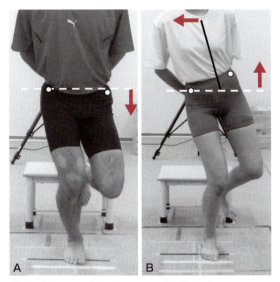
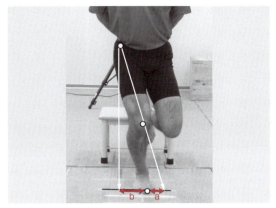

図4 動的 Trendelenburg テスト（DTT）
A：DTT 陽性（+），B：Duchenne type（D）
膝関節を約60°まで屈曲し，対側骨盤が水平位より下降するものを陽性（+），水平または挙上するものを陰性（−）と判断する．ただし，対側骨盤の過剰な挙上や体幹側屈が認められるものを Duchenne type（D）と判定する．

図5 Knee-in Distance（KID）と Hip-out Distance（HOD）
a：KID．上前腸骨棘と膝蓋骨中心を結んだ延長線と母趾中央部の足部縦軸延長線との距離．
b：HOD．上前腸骨棘を通る床への垂線と母趾中央部の足部縦軸延長線との距離．

外反が大きくなる[6-8,11,12]．

② 股関節外転筋機能の評価（DTT）

DTT は片脚スクワット時に対側骨盤が水平位より下降するものを陽性（+），水平または挙上するものを陰性（−）と判断するテストである．しかし，陰性（−）のなかには，対側骨盤の過剰な挙上や体幹側屈が認められる Duchenne type（D）が含まれるため，陽性（+）や陰性（−）だけでなく，Duchenne type（D）の判定を加える必要がある（図4）．

③ 膝外反量の評価（KID，HOD）

KID は膝内方偏位量を表しており，上前腸骨棘と膝蓋骨中心を結んだ延長線と，母趾中央部の足部縦軸延長線との距離を前額面上で計測する．HOD は骨盤外方偏位量を表しており，上前腸骨棘を通る床への垂線と母趾中央部の足部縦軸延長線との距離を測定する（図5）．この運動学的差異は角度計測で表現することができないため，筆者は膝外反の要因を knee-in と hip-out に区別する目的で KID と HOD を用いている．

④ アーチ機能の評価（NDT）

関節運動連鎖を考慮すると，後足部の動きに連動して内側縦アーチの高さも変化するが，後足部内外反と舟状骨高の間に相関関係は認められないため，別にアーチ機能を評価する必要がある．NDT は，距骨下関節中間位で床から舟状骨粗面までの高さを測定し，リラックスした際の舟状骨高との変位量を求めるテストで（図6）[13]，正常が10mm程度と報告されている．筆者は，簡易的に安静座位と立位で比較する方法を採用しているが，距骨下関節中間位と比較する方法より値は小さく，中学生で平均5mm，高校生で平均3mmという結果が得られている[8]．

2 ROM と不安定性

1）ROM の評価

ROM はその制限因子を特定することが重要で，足関節背屈・底屈だけでなく距骨下関節，ショパール関節，リスフラン関節などの可動性を評価し，痛みが生じる動作に影響を及ぼしていないかを推論する．

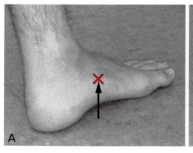
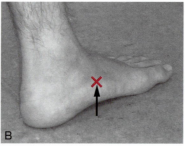

図6 Navicular Drop テスト(NDT)
A：距骨下関節中間位での両脚立位，B：リラックスした安静立位
距骨下関節中間位で両脚立位となり，床と舟状骨粗面の距離を測定する．続いて，リラックスした安静立位で舟状骨高を測定し，距骨下関節中間位との差を求める．
（文献13）より引用）

　足関節背屈は距骨の後方滑動性を評価することが重要で，背屈に伴って距骨頭内外側の後方への滑りが均等に生じているかを確認する．足関節背屈時に，距骨は足関節窩に対し後方に滑りながら転がり運動を行うため，背屈制限の要因として距骨の後方滑りが阻害されている場合がある．距骨内側の滑動性低下は，長母趾屈筋腱の短縮や滑走性低下に起因する場合も多いため，阻害因子を特定することが重要である．距骨下関節やショパール関節，リスフラン関節の可動性は，ハイアーチや扁平足障害に起因するさまざまな足部機能障害と関連する．距骨下関節ROMは，距骨下関節中間位を評価する際に同時に確認しておく．
　foot angleの評価から下腿回旋の障害が疑われる場合は，膝90°屈曲位と30°付近で回旋ROMを評価する．正常では，CTやMRIを用いた方法で約10°の内・外旋角度が報告されており，foot angleやQ-angleの値を参考に左右差を比較する．

2）不安定性の評価

　足関節不安定性の評価は，外側靱帯損傷で認められる内反不安定性テストや距骨前方不安定性テストが代表的である．距骨前方不安定性テストは，諸家の報告では踵骨を把持して行う場合が多い．しかし，筆者は前足部を把持するほうを好んで用いている．どちらの方法を用いても，内側の三角靱帯が正常で外側の前距腓靱帯が損傷している場合，距骨全体が前方に引き出されるのではなく，外側が前方に引き出される感触が得られる．X線の基準では，距骨傾斜角（talar tilt angle）は5〜10°以上で前距腓靱帯損傷，15〜20°以上で踵腓靱帯の複合損傷，前方引き出しは3mm以上が靱帯損傷を疑うといわれている．徒手テストでは，これらの基準を参考に左右差を比較することが重要となる．
　第1列中足楔状関節不安定性や第5中足骨動揺性なども，必要に応じて評価する．第1列中足楔状関節不安定性は，踵骨正中位で中足楔状関節を固定し，第1中足骨頭を底背側方向に動かす（図7-A）．第5中足骨動揺性は，第5中足骨底を把持し，立方骨に対する下方または上方への動揺性を検査する（図7-B）．第5中足骨底の動揺性が強い症例は，短腓骨筋の収縮効率が低下する可能性がある．

3 筋力・筋機能

　筋力は，足部機能やアーチ機能に関連する筋群に対し徒手筋力検査法（MMT）を行うだけでなく，荷重位での動的アライメント評価のなかで，これらの筋が適切に機能しているかを観察する．必要に応じて，膝関節や股関節，体幹の筋機能もチェックする．

1）長腓骨筋の筋機能評価

　特に長腓骨筋は立方骨を支持し，外側アーチだけでなく内側縦アーチと横アーチにも関与するため，足部・足関節機能にとっては重要な筋の1つである．長腓骨筋の筋機能評価は，母趾球を底側・外反方向に蹴り出せるかをMMTで確認する．荷重位では片脚カーフレイズで母趾球荷重が安定

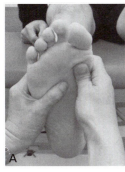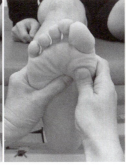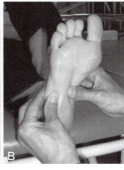

図7　第1列中足楔状関節不安定性および第5中足骨動揺性の評価
A：第1列中足楔状関節不安定性．中足楔状関節を固定し，踵骨を正中位とする．第1中足骨頭を底背側方向に動かし，不安定性を検査する．
B：第5中足骨底動揺性．第5中足骨底を把持し，立方骨に対する下方または上方への動揺性を検査する．

して可能かを評価する（図8）．

2）長母趾屈筋・後脛骨筋の筋機能評価

内側縦アーチを構成する筋のなかで，長母趾屈筋は距骨内側結節と踵骨載距突起部を支持しており，長趾屈筋とともに後足部外反を制動する筋である．同筋の機能低下は，距骨下関節過回内による後足部外反を強める．後脛骨筋は舟状骨と内側楔状骨に停止しており，アーチ機能のキーポイントとなる中足部を支持する．舟状骨停止部だけが機能すると内転に強く働くため，内側縦アーチを支持するためには内側楔状骨部に効率よく力が伝達されることが重要である．そのため，MMTを行う際には自身の足底を見るような運動を引き出す（図9）．また，内果後方での後脛骨筋腱の滑走抵抗が増大することで筋力低下が起こると考えられており，同部の伸張性や腱の滑走性も評価する．

3）ウィンドラス機構の評価

ウィンドラス機構の評価は，荷重位を想定し足関節中間位で母趾および四趾を他動的に伸展し抵抗感を触知する（図10-A）．ウィンドラス機構が十分に発揮されない場合は抵抗感なく30°以上容易に伸展し，歩行の蹴り出し時に影響を与えることが予測される．立位では足背を床面に押しつけるように力を加え，足部の弾力性を触知する．足部が沈み込む量を評価するだけでなく，回内外方向への偏位も確認する．さらに，足趾をわずか

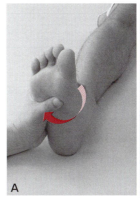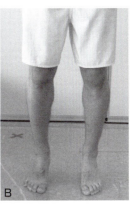

図8　長腓骨筋の筋機能評価
A：長腓骨筋の筋機能評価．母趾球を底側・外反方向に蹴り出せるかを評価する．
B：母趾球荷重カーフレイズ．母趾球荷重で安定してカーフレイズが可能かを評価する．

に浮かせた状態で，これらの量が減少するかを評価する（図10-B）．

4　歩行機能

歩行時の足圧中心軌跡は踵部中央より外側から接地し，mid-stanceからtoe-offにかけて母趾球側に移動する．しかし，後足部アライメントによってはheel strikeの様式が変化し，後足部中間位の症例はやや回外位で接地するのに対し，後足部

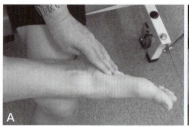
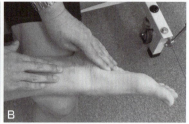

図9　後脛骨筋の筋機能評価
A：後脛骨筋の筋力評価．内側楔状骨部に抵抗をかけ，足底を見るような動きを誘導する．
B：後脛骨筋腱の滑走性．後脛骨筋腱を触知し，筋収縮時の滑走性を確認する．

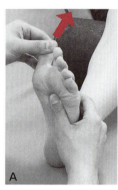
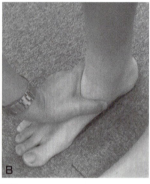

図10　ウィンドラス機構評価
A：非荷重位での評価．足関節中間位で母趾および4趾を他動的に伸展し抵抗感を触知する．
B：非荷重位での評価．足背を床面に押しつけるように力を加え，足部の弾力性を触知する．

回内位の症例は回内位で接地することが報告されている．

下肢の関節運動連鎖については，heel strike〜foot flat にかけて下腿内旋・距骨下関節回内，foot flat〜toe-off にかけて下腿外旋・距骨下関節回外，toe-off〜heel strike までの遊脚相では下腿内旋・距骨下関節回内し，ショパール関節の動きには諸説がある．ハイアーチのランナーは足部・足関節障害や外側構成体の障害が多く，扁平足のランナーは膝関節障害や内側構成体の障害が多いとの報告もあり，内側縦アーチの形状や後足部アライメントなどによって障害特性が変わることが示唆される．

歩行の評価においては，静的アライメントおよび動的アライメントの結果を念頭に置きつつ，問題となる負荷を推論することが求められる．例えば足関節外側靱帯損傷例で，HFT が陰性で足趾伸展筋群や短腓骨筋の機能低下を有する症例は，蹴り出し後のリカバリーが十分得られずに足関節内反が生じやすい．

III 機能的な運動療法 [2-5, 14]

1 距骨の滑動性改善

扁平足障害などでは，距骨頭アライメントにおいて内側が触知可で外側が触知不可となる場合が多い．これにより，踵骨外反・前足部外転を助長し，荷重時に内側縦アーチを下降させるという悪循環に陥る．この場合は，距骨頭内側の後方活動性を改善することが必要となる．セラピストは一方の母指で距骨頭内側を触知し，他の4指は踵骨を包むように把持する．もう一方の手で前足部を把持し，背屈と同時に距骨頭内側を後方に滑らすように誘導する（図11）．距骨頭内側の後方滑りを誘導するには長母趾屈筋の緊張を緩めたほうが行いやすいため，母趾に手がかからないように注意する．足関節外側靱帯損傷の場合は，前距腓靱帯の走行から内側が触知不可で外側触知可の距骨頭アライメントが問題となるが，臨床上は扁平足障害にみられる距骨頭アライメントも意外と多い．しかし，距骨頭外側が触知可能な例では踵骨

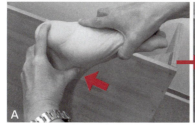
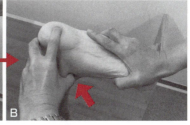

図11 距骨頭内側の後方滑動性の改善
A：距骨頭内側を触知する．
B：背屈に伴い距骨頭内側を後方に押し込む．

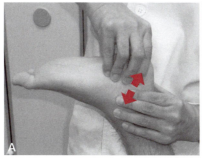
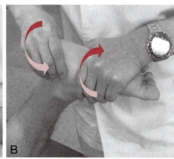

図12 距骨下関節およびショパール関節のモビライゼーション
A：距骨下関節回内 ROM 改善．踵骨を把持し，回内方向に徒手操作を加える．距骨が足関節窩に固定される背屈位か中間位で実施する．
B：距骨下関節とショパール関節のモビライゼーション．距骨下関節回外とともにショパール関節を回内方向に操作する．

内反・前足部内転を助長するため，距骨頭外側の後方活動性を改善することが必要となる．

2 距骨下関節・ショパール関節のモビライゼーション

calcaneus angle 内反例やハイアーチは，距骨下関節の回内 ROM に制限を認める場合が多い．また，扁平足であっても HFT 陰性例や knee-out/toe-in を呈する例では，距骨下関節の回内に制限がみられることは少なくない．回内制限による後足部内反位が持続すると遷延する痛みの原因にもなりかねず，距骨下関節の回内 ROM 改善を目的としたモビライゼーションは優先的治療手技の1つである（図12-A）．距骨下関節のモビライゼーションを実施する際は，距骨内側結節と踵骨載距突起を触診するとわかりやすい．また，距骨下関節の運動軸が足長軸に対して矢状面から16°，水平面から42°の角度を持っていることを念頭に置きつつ，回内・回外方向に動かす．後足部内反位は足部の剛性を高め，蹴り出しの推進力を得るためには有利に働くが，踵接地からの重心移動に伴う衝撃吸収機構としては不利になる．回内 ROM を改善することで，動的アライメントを正常化することが大切である．一方，扁平足障害などで回内可動性が過剰な症例に対しては，距骨下関節回外，ショパール関節回内方向に誘導すべくモビライゼーションを実施する（図12-B）．

3 立方骨のモビライゼーション

構造学的に外側足放線は立方骨を通り踵骨に伸びる配列であり，足部アーチ機能を考えるうえで，中足部では立方骨が重要な役割を果たす．立方骨はショパール関節とリスフラン関節の両方に影響を与え，さらには外側楔状骨と接するため中足部のアライメントにも影響を及ぼす．扁平足障害など内側縦アーチや外側アーチ降下が認められる場合，足底腱膜，短趾屈筋を避けつつ立方骨を把持し，回外方向に徒手操作を加える．足底側から押し上げ，外側縁を引き下げるイメージで立方骨のモビライゼーションを実施する（図13）．逆にハイアーチなどのように内側縦アーチ・外側アーチ

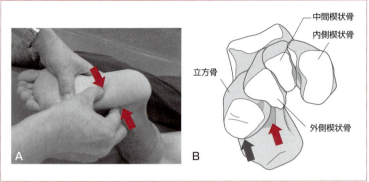

図13 立方骨のモビライゼーション
A：立方骨を把持し，回外方向に徒手操作を加える（➡）．足底側から押し上げ，外側縁を引き下げるイメージで実施する．
B：ハイアーチの症例は，回内方向に徒手操作を加える（➡）．
➡：回外操作
➡：回内操作

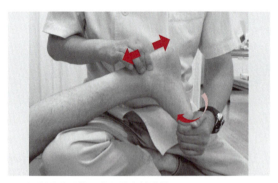

図14 脛骨内果後下方の滑走性改善
後脛骨筋腱に直接圧迫を加えながら他動的に足関節背屈を繰り返す．

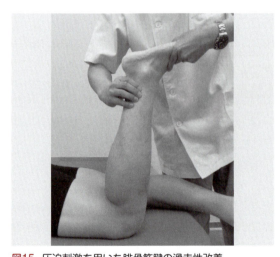

図15 圧迫刺激を用いた腓骨筋腱の滑走性改善
腓骨筋腱に直接圧迫を加えながら，抵抗下に底屈・外反運動を繰り返す．

でのウィンドラス機構の評価で，足部の弾力性に乏しく立方骨隣接関節のROMに制限が認められる場合は，それらの可動性改善を先に試みなければ，立方骨のモビライゼーションが難しくなる．

4 脛骨内果後下方～載距突起部の滑動性改善

脛骨内果後下方～載距突起部にかけての領域は，後脛骨筋腱や長母趾屈筋腱，長趾屈筋腱といった内側縦アーチに関連する筋腱が走行している．同部の伸張性や腱の滑走性は筋力発揮に影響を及ぼすだけでなく，距骨頭内側の後方滑動性にも関連する．特に，後脛骨筋は，内果後方での後脛骨筋腱の滑走抵抗が増大することで筋力低下が起こると考えられている．同部の伸張性および滑走性を改善するためには，屈筋支帯に直交する方向にクリニカルマッサージを実施した後，距骨後縁の長母趾屈筋腱に直接圧迫を加えながら他動的に足関節背屈を繰り返す（図14）．圧の方向は背屈に合わせて近位にかけ，脛骨内果後下方～載距突起部の滑走性を促すようにする．足関節背屈の際は母趾側に手を置き，長母趾屈筋の伸張も同時に意識する．なお，下腿交差部の滑走性を促したい場合は，下腿交差部に圧を加えながら，四趾側に手を置くことで長趾屈筋の伸張を意識して背屈を繰り返す．

ともに挙上している場合，立方骨外側縁を押し上げ内側を押し下げるイメージで行う．一方，立位

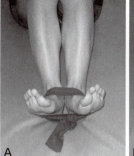
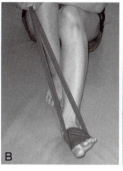
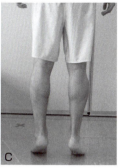

図16 腓骨筋群の機能低下に対する
　　 エクササイズ例
A：短腓骨筋のチューブエクササイズ
B：長腓骨筋のチューブエクササイズ
C：母趾球荷重を意識したカーフレイズ

5 圧迫刺激を用いた腓骨筋腱の滑走性改善

　筋腱の滑走性を改善するためには，クリニカルマッサージや他動的伸張運動だけでなく，筋収縮を用いた方法も多用される．腓骨筋腱の滑走性を改善する場合，腓骨筋腱に圧迫刺激を加えながら，抵抗下に等尺性の底屈・外反運動を繰り返す（図15）．等尺性収縮は筋の長さが一定の収縮形態と定義されているが，実際には関節運動が生じなくても筋は収縮するため腱は伸張されている．滑走抵抗が高まっている部位を圧迫することで，同部に対する浅部筋腱膜に対する抵抗がさらに高まり，その環境下で等尺性収縮を繰り返すことで滑走性改善を促す．

6 アーチ機能の向上

　長腓骨筋は内側縦アーチ，外側アーチ，横アーチのすべてに関連し，アーチ機能にとって重要な筋である．カーフレイズでHFTが陰性となる症例は長腓骨筋の機能低下を有する場合が多く，足関節外側靭帯損傷では母趾球荷重ができない例が少なくない．長腓骨筋の筋力エクササイズはゴムチューブを利用した方法に加え，母趾球荷重を意識した閉鎖性運動連鎖（closed kinetic chain：CKC）エクササイズを実施する（図16）．母趾外転筋や小趾外転筋の機能向上には，足趾の開排運動

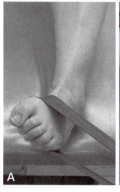
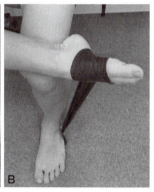

図17 前脛骨筋および後脛骨筋のエクササイズ例
A：チューブを用いた前（後）脛骨筋エクササイズ
B：後脛骨筋のエクササイズ（足底を見るイメージで実施）

を実施する．多くの症例は足趾伸展による代償動作を行いがちのため，床面から足趾を離さないよう指導する．また，短小趾屈筋は第5中足骨底だけでなく長足底靭帯にも付着しており，同筋の促通も重要と考えられる．

　前脛骨筋は内側楔状骨の内側面と足底面，第1中足骨に停止しており，terminal swing～loading responseにかけての内側縦アーチ挙上に働く．そのため，問題点に応じて同筋のエクササイズも実施する（図17-A）．後脛骨筋は中足部を支持する内側縦アーチのキーポイントであるが，距骨下関節過回内で後足部外反が強い例には長母趾屈筋や長趾屈筋の強化を図る．後脛骨筋の筋力エクササイズは，ゴムチューブなどを用いて自身の足底を見るようなイメージで行わせる（図17-B）．長母趾屈筋や長趾屈筋のエクササイズに関して，タ

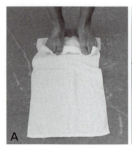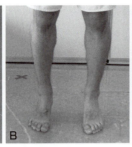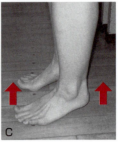

図18 内側縦アーチに機能する筋の
　　エクササイズ例
A：立位でのタオルギャザー
B：足趾に力を入れながらのカーフレイズ
C：toe up & heel raise

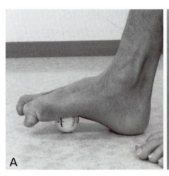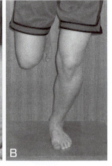

図19 横アーチに機能する筋のエクササイズ例
A：ゴルフボールを用いた横アーチエクササイズ
B：片脚立位での前足部荷重エクササイズ

オルギャザーはよく知られた方法ではあるが，荷重時に機能することが重要なため，痛みのない範囲でCKCエクササイズを選択する（図18-A，B）．また，タオルギャザーを多用すると足趾で床を噛むような使い方を助長する．この動作は立位時の安定性を高めスポーツ動作時のストップ動作には有利だが，歩行やランニング時の推進力を得るには不利となる．その場合には，toe-upによって足趾伸筋群の機能向上を図る（図18-C）．toe-upが正しい運動方向で実施可能になるとheel raiseを同時に行い，足趾伸筋群と足関節底屈筋群の協調活動を促通する．協調運動が可能になったら，負荷量を増やしつつ段階的に立位で実施する．後足部外反・内側縦アーチ降下の強い場合には，knee out squattingを行い，荷重下でのアーチ機能のコントロール能力を高める．荷重線を修正しつつ，膝外反を制動する筋の再学習に役立つだけでなく，関節運動連鎖の影響で，後足部は内反しアーチが挙上するので，足部アーチを構成する筋の活動性も高まる．

中足部レベルでの横アーチ形成には，長腓骨筋だけでなく後脛骨筋が協同的に働き，両筋が交差して支持するクロスサポートメカニズムが効果的に機能することが重要である．前足部レベルの横アーチ形成は中足部レベルのアーチ形成に影響を受けるため，内側縦アーチ・外側アーチのアライメントを修正することで改善が認められる場合もある．しかしながら慢性的にマルアライメントが継続している例では，すべてのアーチに対して多角的にアプローチしなければ改善がみられない例も多い．前足部レベルの横アーチに対するエクササイズとしては，前足部足底面にゴルフボールを置き，ボールを包み込むように把持するよう努力させる（図19）．一方，内在筋群は非荷重でアーチ保持にあまり関与しないともいわれており，片脚立位や前足部荷重といったCKCエクササイズを組み入れていくことも大切である．

文献

1) 加賀谷善教：スポーツ障害に対する理学療法の基本的な考え方．臨床スポーツ医学 31（臨時増刊号）：2-4，2014

2) 加賀谷善教ほか：腰部・下肢疾患に対する姿勢・動作の臨床的視点と理学療法．理学療法ジャーナル 40（3）：163-170，2006

3) 加賀谷善教：関節運動連鎖と足部機能. 足部スポーツ障害治療の科学的基礎, 福林 徹ほか（監修）, ナップ, 東京, 133-143, 2014
4) 加賀谷善教：アライメントからみた足部・足関節のスポーツ傷害と理学療法. 理学療法 32(5)：437-446, 2015
5) 加賀谷善教：足部・足関節疾患の理学療法における姿勢へのアプローチ. 理学療法 33(2)：150-157, 2016
6) 加賀谷善教ほか：高校女子バスケットボール選手の股関節外転筋・後足部機能と Knee in および Hip out の関係について. 体力科学 58：55-62, 2009
7) 加賀谷善教ほか：高校バスケットボール選手に対するメディカルチェックの性差―膝外反量とその要因に関する検討―. 日本臨床スポーツ医学会誌 17：353-361, 2009
8) 加賀谷善教ほか：女子バスケットボール選手の年代による身体機能の差―中学生と高校生に対するメディカルチェック結果から―. 体力科学 62：207-213, 2013
9) Alexander IJ：The Foot：Examination and Diagnosis. Churchill Livingstone, Philadelphia, 1990
10) Redmond A：The Foot Posture Index：FPI-6 Guide and Manual. 2005 http://www.leeds.ac.uk/medicine/FASTER/z/pdf/FPI-manual-formatted-August-2005v2.pdf（2016年12月9日）
11) Kagaya Y et al：Association between hip abductor function, rear-foot dynamic alignment and dynamic knee valgus during single-leg squats and drop landings. J Sports Health Sci 4(2)：182-187, 2015
12) Kagaya Y et al：A screening for dynamic knee valgus focused on hip abductor and rear-foot functions. J Sports Health Sci 4(2)：182-187, 2015
13) Brody DM：Techniques in the evaluation and treatment of injured runner. Orthop Clin North Am 13(3)：541-558, 1982
14) 加賀谷善教：足関節周囲組織のセラピューティック・ストレッチング. 理学療法 27(9)：1105-1112, 2010

テーピング・インソールを用いて足部・足関節の機能障害に挑む

伊佐地 弘基

足部・足関節機能をアイテムを用いて活性化するための着眼点

▶ テーピングを用いて関節機能評価を行う．
▶ インソールを用いて関節アライメントを調整する．

　足部・足関節機能の評価ツールとして，テーピングは非常に有効であり，その評価結果に基づきインソールを処方することで効果的なアプローチが可能となる．

I テーピングによる関節機能評価

1 足部・足関節の機能評価とテーピング

1）評価とテーピング

　足部・足関節の機能評価を行ううえで，「テーピング」は非常に有用なツールである．テーピング用のテープは多種多様であり，どのテープを選択するかは対象者の症状や状況に合わせて判断する必要がある．また，テープの種類だけでなく，テープへのテンション（伸張）のかけ方も工夫が必要である．テーピングの主な目的[1]は，①傷害発生および再発の予防，②応急処置，③治療（関節の保護・補強・制限），④運動機能の補助，⑤合理的な運動の誘導などがいわれているが，本稿では，関節機能評価におけるテーピングについて紹介する．

　テープを評価に用いる場合に重要であるのは，関節を「制動する」のではなく，「誘導する」ことと考える．そのためには，テープに強いテンションをかけないことが必要である．誘導したい肢位へ関節を誘導後，わずかにテンションをかけて貼付することで，対象関節以外の隣接関節へ過度な影響を与えず，また皮膚や体毛に対しても強い牽引刺激が加わらない．このようなわずかな誘導であっても，足部・足関節肢位をテープで誘導することが可能である．

　また，テーピングによる評価を実施する前に，①姿勢・動作観察と分析，②疼痛再現動作と力学的ストレスの確認，③疼痛部位の局所症状と病態把握が必要となる．その結果，足部・足関節をどのような目的でどの肢位へ誘導するのかを明確にしてテープを貼付することが重要となる．対象となる関節の固定性・安定性，または可動性・運動性を引き出すか，足部・足関節からの運動連鎖を考慮した関節誘導を行うかなど足部周囲のみでなく，全身アライメントの調整も含めた評価が必要である．

2）テープの種類

テープの種類には，大きく分けて，①伸縮性のあるテープと，②伸縮性のないテープ（非伸縮性）の2つがある．筆者は，機能評価に用いるテープとしては伸縮性のあるテープが有用であると考え用いている．後足部には，幅5cm程度，かつ伸張性が低いテープを用いることが多い．中足部から前足部においては，2～2.5cm程度の伸縮性の高いテープを用いることが多い．足部のサイズや皮膚の状態を考慮し，テープの種類やテンションを調整して実施している．

3）テープ貼付時の注意点（表1）

的確に骨・関節を誘導するためのポイントとして，足部・足関節の運動学や解剖学の知識，触診技術など基礎スキルが重要となる．関節の運動軸や軌跡，骨指標を確認し，隣接関節の運動を妨げないよう配慮し，テープを走行させ貼付する．例えば，後足部の回外誘導テープを貼付した後に，足関節の底背屈運動に違和感が生じないか，運動を制限されていないかなどを確認する．

表1　テープ貼付時の注意点

1. 制動や強制ではなく誘導であるため，テープのテンションは軽度とする
2. 皮膚への刺激を最小限にするため，テープの最終部分は置くように貼付する
3. テープにあまりシワがよらないよう注意する
4. 関節の誘導（関節肢位の決定）を的確に行う
5. テープの走行を的確に行うため，ポイントとなる骨指標をしっかり確認する
6. 隣接関節の運動を制限しないよう注意する

2 テーピングによる機能評価の実際

1）テーピング実施前後における姿勢・動作の観察と分析

テーピングを実施する前に必ず確認すべき点には，全身アライメント，身体重心位置，足圧中心，床反力ベクトルなどを考慮した各種姿勢・動作がある．足部・足関節の局所アライメントを含めた立位姿勢などの静的アライメント，歩行などの動きを伴った動的アライメントを詳細に観察・分析していくことが必要となる．特に，メカニカルストレスの要因を探るために全身アライメントと身体重心位置，そこから予測される筋活動や関節への負荷などを分析する．

また，疼痛が出現する場合は，疼痛部位の病態や局所症状を確認したうえで，メカニカルストレスの種類とその要因を推察し，各種整形外科的検査や疼痛誘発テストなどを用い，その要因を明確にしていく．そのなかで，足部・足関節アライメントが疼痛局所にどのようなメカニカルストレスとして影響を及ぼしているか，またどのように誘導すればそのメカニカルストレスを軽減することができるのかを分析したうえでテーピングを処方しその前後での変化を確認する．

2）片脚立位と歩行観察のポイント

① 立位

立位は，静的アライメントの確認のため非常に重要であるが，両脚支持であるため支持基底面の広い，比較的安定した姿勢である．そこからさらに動的姿勢へと評価を進めるにあたり，片脚立位は非常に重要であると考える．両脚立位姿勢から片脚へ身体重心が移動し一側下肢で立位をとるまでの動作が観察ポイントであり，さらに一側から反側への移動を観察することでも多くの情報を得ることができる．前額面上からの観察では，左右への重心移動に伴う体幹や骨盤の動的なアライメントと片脚支持位での静的なアライメント，またそのときの足部の動き（骨のアライメントや筋の緊張など）を確認する（図1）．矢状面上では，体幹や骨盤の傾斜や膝・足関節の肢位などから重心位置の予測を行い，筋活動や関節応力などメカニカルストレスとなる要因を推察する（図2）．また，片脚立位において身体重心位置が前方位にあるか後方位にあるかで，足部機能における依存部位が異なる．前方位である場合，前足部機能への依存度が強いと予測され，足趾屈筋群の活動が高くな

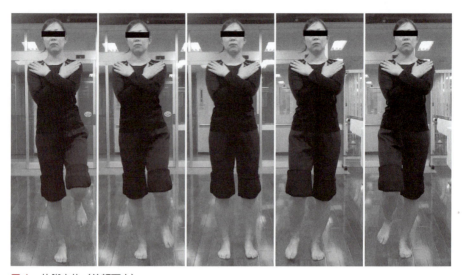

図1 片脚立位（前額面上）
静止した片脚立位姿勢の観察ではなく，左右への体重移動時の姿勢制御方法や動的なアライメント変化に注目して観察する．

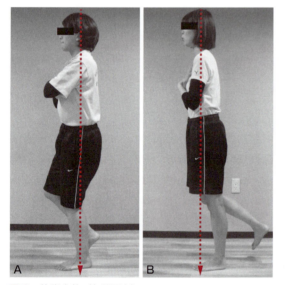

図2 片脚立位（矢状面上）
A：骨盤後傾，膝屈曲，足背屈位を呈し，重心が後方化しているため，前面筋群の筋活動が優位となることが予測される．
B：骨盤前傾，膝伸展，足背屈位を呈し，重心が前方化しているため，後面筋群の筋活動が優位となることが予測される．

り，爪の色が白っぽくなるなどの様子が観察できる．これは後足部での安定性が低いことにより起こりうる現象であると考えることができる．また重心が後方位の場合は，後足部の安定性が保たれ

ていることが予測され，踵骨-距骨-下腿骨の骨・関節の適合性が良好と考えられる．さまざまな予測・推察をしたうえで姿勢，動作を観察し，それぞれの現象をどうとらえ，原因を検証していくかが重要である．

② 歩行

歩行においては，足部機能の依存度を歩行周期の位相に分けると，後足部は立脚初期〜立脚中期，前足部は立脚中期〜立脚後期に大きく影響を及ぼすと考えられる．そのため，歩行の観察においても立脚前半は後足部機能に，立脚後半は前足部機能に注目する．時間的要素で観察すると，立脚初期〜立脚中期までが早く，立脚後期が延長している場合，後足部機能が低下しており支持性が不十分であるため早期に足圧中心が前方に移動している可能性がある．この場合，後足部が外反（距骨下関節回内）位であることが多く，前足部機能も不十分であることが多い．また，立脚後期が短縮している場合は，前足部機能が低下しており足趾で床反力を作れず，床を十分に把持できていない可能性がある．外反母趾などの変形や開張足など前足部機能の低下などが要因となるが，それらの原因を明確にするため，足部アライメントや可

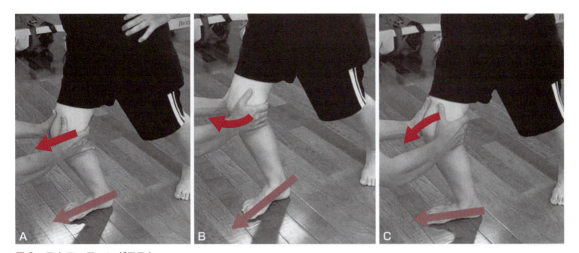

図3 スクワッティングテスト
A：neutral test，B：knee-out/toe-in test，C：knee-in/toe-out test

動性，筋力なども評価し，立位，片脚立位などの姿勢を観察・分析し，その結果，歩行動作との関連を予測し，検証していくことが必要となる．

3）疼痛再現テスト

動作時に疼痛を生じる場合，実際に確認を行う．起立，歩行，走行，しゃがみ込み，階段昇降，ジャンプ，スクワット（両脚・片脚），各種スポーツ動作など問診で得られた情報を基にその動作と疼痛の出現するタイミング（位相）を明確にし，局所アライメントだけでなく，全身アライメントと身体重心位置などを観察および推察し，疼痛部位へのメカニカルストレスを考察していく．その他，疼痛を再現するための関節や筋へのストレステストや荷重下での各種テストを実施し，さらにメカニカルストレスについて原因を追及する．そこで，筆者が臨床で実施しているスクワッティングテスト[2]について紹介する．

① スクワッティングテスト

患側を前方に一歩踏み出したステップ位から，前方への屈伸運動（スクワット）を行う．下肢アライメントを3つの肢位に設定し，それぞれ屈伸運動を実施することで疼痛部位や強度，その際の骨盤や体幹部の姿勢制御方法などを観察する．まず，「neutral肢位」は，足位を中間位とし第Ⅱ趾に向かって膝関節の屈伸運動を行う（図3-A）．「knee-out/toe-in肢位」は，足位を内転位とし膝屈伸運動を前外側方向に行う（図3-B）．「knee-in/toe-out肢位」は，足位を外転位とし膝屈伸運動を前内側方向に行う（図3-C）．図に示すように，各肢位でのスクワット運動が各関節や筋にどのようなメカニカルストレスとして加わっているかを理解したうえで実施し，結果，どの肢位で疼痛が増強，または軽減するのかを把握することで，足部肢位の誘導方向が示唆できる．

しかし，足部の誘導によってすべてが解決できるわけではない．膝関節や股関節，骨盤，体幹機能においても運動連鎖や姿勢制御機能から代償的に起こっている現象であるのか，または非代償性に起こってきている現象であるのかを分析し，それらの結果を統合し解釈することで局所へのメカニカルストレスを軽減する方向性が導き出されると考える．

3 テーピングの貼付方法[3,4]

1）後足部回外誘導テーピング（図4-A①～④）

・使用するテープ：50mm幅で伸縮性のある厚

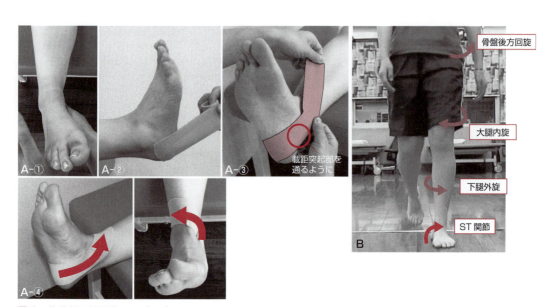

図4　後足部回外誘導テーピング
A：テーピングの手順，B：後足部回外誘導時の運動連鎖

手のテープ〔例：ニトリート EB50®（日東メディカル）〕．
・貼付方法
　①開始肢位は，足関節底背屈中間位とし後足部（踵骨）を軽度内反位に保持させる．
　②踵骨外側部からテープを開始し，やや前方に向かって足底部へ走行する．
　③内果下方にある載距突起を軽度引き上げ，内果を越えたら水平方向にテープの走行を変え貼付する．
　④完成図
・歩行時の観察ポイント（図4-B）：立脚初期における踵接地から立脚中期までの前方推進力が向上しやすい．距骨下関節（ST関節）が回外位となるため後足部の剛性が高まり，骨性の支持が向上するためと考えられる．また，ST関節の回外誘導により，下腿外旋，大腿内旋，骨盤後方回旋へと各分節が動きを打ち消すように運動の連鎖が波及する．

2）後足部回内誘導テーピング（図5-A①～④）
・使用するテープ：50mm幅で伸縮性のある厚手のテープ〔例：ニトリート EB50®（日東メディカル）〕．
・貼付方法
　①開始肢位は，足関節底背屈中間位とし後足部（踵骨）を軽度外反位に保持させる．
　②踵骨内側部からテープを開始し，やや前方に向かって足底部へ走行する．
　③外果前下方にある踵骨-立方骨を軽度引き上げ，外果を超えたら水平方向にテープの走行を変え貼付する．このとき，第5中足骨底部にテープがかからないよう注意する．
　④完成図
・歩行時の観察ポイント（図5-B）：立脚初期における踵接地から立脚中期までの前方推進力が減弱しやすい．ST関節が回内位となるため後足部の剛性が低下し，骨性の支持も低下するためと考えられる．また，ST関節の回内誘導により，下腿内旋，大腿外旋，骨盤前方回旋へと各分節が動きを打ち消すように運動の連鎖が波及する．

3）第1列背屈・回外誘導テーピング（図6-A①～③）
・使用するテープ：25mm幅で伸縮性のあるテー

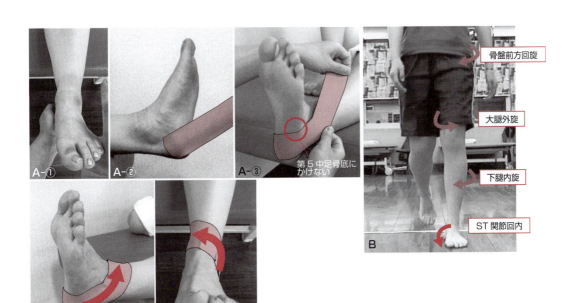

図5 後足部回内誘導テーピング
A：テーピングの手順，B：後足部回内誘導時の運動連鎖

プ〔例：エラテックス®（アルケア）〕．
・貼付方法
　①開始肢位は，第1列の中足趾節関節（MPJ）を屈曲し保持させる（自動が困難な場合は他動的に誘導する）．
　②母趾球遠位背側よりテープを開始し，立方骨（背側部）に向かって直線的にテープを軽度伸張させ貼付する．
　③完成図
・歩行時の観察ポイント（図6-B）：立脚中期から立脚後期の蹴り出しにおいて，母趾頭（足尖）優位の支持となり，足関節の背屈運動が低下し，それに伴い膝関節および股関節は伸展位となりやすい．

4）第1列底屈・回内誘導テーピング（図7-A①～③）

・使用するテープ：25mm幅で伸縮性のあるテープ〔例：エラテックス®（アルケア）〕
・貼付方法
　①開始肢位は，第1列のMPJを伸展し保持させる（自動が困難な場合は他動的に誘導する）．
　②母趾球遠位底側よりテープを開始し，立方骨（底面）に向かって直線的にテープを軽度伸張させ貼付する．
　③完成図
・歩行時の観察ポイント（図7-B）：立脚中期から立脚後期の蹴り出しにおいて，母趾球優位の支持となり，足関節の背屈運動が促通され，それに伴い膝関節および股関節は屈曲位となりやすい．

5）第5列内がえし誘導テーピング（図8）

・使用するテープ：25mm幅で伸縮性のあるテープ〔例）エラテックス®（アルケア）〕．
・貼付方法
　①第5中足骨頭遠位部（底面）よりテープを開始し，舟状骨（底面）に向かって直線的にテープを軽度伸張させ貼付する．
　②完成図
・歩行時の観察ポイント：足底外側での支持性と足圧中心が外側から内側へ移動する際の足部回内運動の調整に重要であり，内がえしは小趾球側での荷重が優位になりやすい．

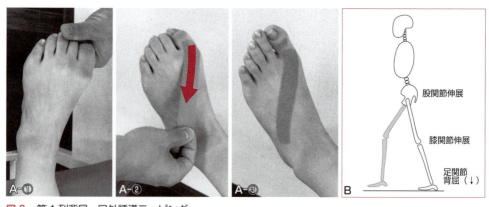

図6 第1列背屈・回外誘導テーピング
A：テーピングの手順，B：第1列背屈・回外誘導時の運動連鎖

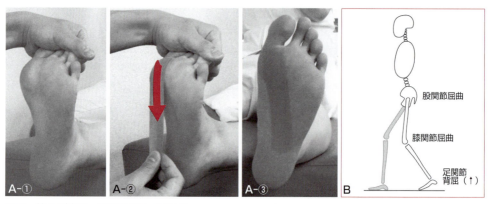

図7 第1列底屈・回内誘導テーピング
A：テーピングの手順，B：第1列底屈・回内誘導時の運動連鎖

6）第5列外がえし誘導テーピング（図9）

- 使用するテープ：25mm幅で伸縮性のあるテープ〔例：エラテックス®（アルケア）〕．
- 貼付方法
  ①開始肢位は，端座位にて足底を接地させた状態で膝を軽度外反させる．
  ②第5中足骨頭遠位部（背面）よりテープを開始し，舟状骨（背面）に向かって直線的にテープを軽度伸張させ貼付する．
  ③完成図
- 歩行時の観察ポイント：足底外側での支持性と足圧中心が外側から内側へ移動する際の足部回内運動の調整に重要であり，外がえしは足部回内を誘導し，内側荷重を促しやすくなる．

7）内側楔状骨矯正テーピング（図10）

- 使用するテープ：25mm幅で伸縮性のあるテープ〔例：エラテックス®（アルケア）〕．
- 貼付方法
  ①第3中足骨頭近位部（底面）よりテープを開始し，曲線を描くように踵骨方向から内側楔状骨（底面）に向かって走行させる．
  ②内側楔状骨を引き上げるようにテープを伸張させ，内側楔状骨背面で停止させる．
  ③完成図
- 歩行時の観察ポイント：第1中足骨が内側楔状骨に対して上方偏位している場合，母趾側での荷重と蹴り出しが不十分であることが多い[5]．そのため，テープの有無により母趾側での支持

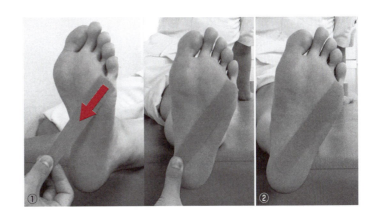

図8　第5列内がえし誘導テーピング

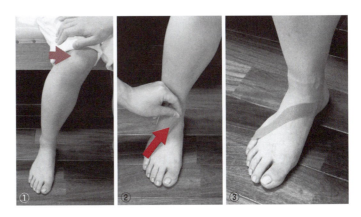

図9　第5列外がえし誘導テーピング

性および蹴り出しの変化を確認する．

8）踵骨前方傾斜制動テーピング（図11）

・使用するテープ：25 mm幅で伸縮性のあるテープ〔例：エラテックス®（アルケア）〕．
・貼付方法
　①開始肢位は，足関節底背屈中間位とし，約25 cm程度にカットしたテープの中央部分の裏紙を破り，踵骨前方部（底面）に貼付する．
　②③踵骨前方部に軽く圧迫を加えながら，足底内側のテープを内果前方部から外側へ走行させ貼付する．
　④⑤踵骨前方部に軽く圧迫を加えながら，足底外側のテープを外果部から内側へ走行させ貼付する．
　⑥完成図

・歩行時の観察ポイント：後足部外反による回内足の場合，踵骨が前方傾斜位にあることで距骨が踵骨に対し前内側に偏位しやすい．歩行では，踵骨の前方傾斜（距骨の前内側偏位）を制動することで後足部である踵骨-距骨の安定性が向上し，足部回内による見かけ上の背屈運動ではなく，距腿関節による背屈運動が促されやすい．足圧中心が立脚早期に内側に流れることを防ぐことにもつながる．

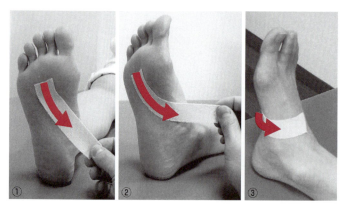

図10 内側楔状骨矯正誘導テーピング

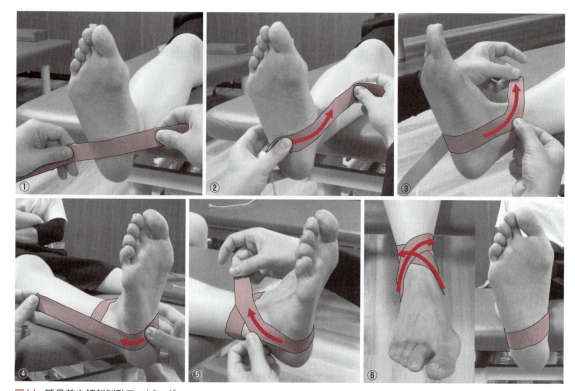

図11 踵骨前方傾斜制動テーピング

Ⅱ インソールによる関節アライメント調整アプローチ

1 関節アライメント調製とインソール

1) インソールとテーピング

前述で，関節機能評価として用いるテーピングを紹介したが，テーピングによりメカニカルストレスおよび疼痛を軽減することで短期的ではあるが治療として効果を得ることもできる．インソールは，長期的かつ無意識下で身体運動を制御し，メカニカルストレスの軽減を図ることができる非

常に有用な治療ツールであると考える．しかし，その形状をどのようにするかを決めるためには詳細な評価が必要であり，単に立位や座位などで足部形状を採型するのみではなく，歩行などの動的な姿勢における足部機能の評価が重要となる．そのために，テーピングで，より機能的かつ効率的な足部・足関節機能を探り，その評価結果をインソールに反映することで大きな治療効果をもたらすことができる．インソールは足から身体の姿勢や動作を変化させることにより，身体各関節のメカニカルストレスを減少させ，より効率的な身体運動を誘導することができる[6]．

2）インソールの種類と素材

インソールの目的は主に，① 衝撃吸収，② アライメント調整であるといわれている．その目的を達成するためにインソールの素材についても検討が必要である．衝撃吸収を主な目的とする場合，ゴム，シリコン，ソルボセインなどの低反発素材やいわゆるエアーなどの空気や液体を内蔵した素材を用いたものを選択することになる．しかし，衝撃吸収性が強すぎることで，足底部とインソールとのズレが生じることや，不安定性の増強に伴うバランス機能の低下，足底からの感覚入力の低下などデメリットが考えられる．そのため，不良なアライメント修正はさらに困難となる．また，アライメント調整目的では，足部アーチ構造や骨・関節アライメントなどのバイオメカニクスを考慮したものがある．

最近のシューズには既製品インソールが備わっていることが多く，その形状や硬さは多岐にわたる．内側縦アーチ部分や中足骨レベルの横アーチ部分が異常に高いもの，逆にアーチが低すぎるもの，アーチ部分が正確な位置でない（足に合っていない）ものなどがあり，足部機能を低下させ，効率的な姿勢制御機能を阻害してしまう可能性があるものもある．そのため，靴の選定をはじめ，インソールを使用する目的を明確にし，その素材や形状，硬さなど専門家に相談するなど十分に吟味すべきである．

そこで，筆者はインソールに関するいくつかのコンセプトを学び，臨床を通じて経験していくなかで，既製品ではあるが細かくパーツに分かれているソルボセインのパッドやポロンシート（図12），テープなど衝撃吸収性や耐久性もあり，わずかな厚みや高さの微調整を行うことのできる利便性の高いツールを各種使用するようになった（図13）．足部アライメントおよびそこから派生する運動連鎖による姿勢・動作の変化を確認するなかで，素材の硬さをはじめ，その大きさや高さ，配置する位置を調整し決定している．

2 インソールパッドによる関節アライメント調整のポイント

1）後足部のアライメント調整ポイント

姿勢制御における足部機能として最も重要であるのが後足部アライメントと考える．後足部には，踵骨，距骨，下腿骨（脛骨・腓骨）があり，それぞれの関節である距骨下関節，距腿関節があり，複合的かつ複雑に機能している．

距腿関節は，主に矢状面上にて底屈-背屈運動を行い，その際，関節包内運動として距骨は下腿骨に対し前方移動（底屈時）と後方移動（背屈時）を生じる．また，水平面上での距骨の内転-外転は，それぞれ足部を内側方向と外側方向へ向け，前額面上での内側傾斜-外側傾斜は，それぞれ後足部を外反方向および内反方向へと動かす[7]．この距骨の関節包内レベルの偏位によって，距腿関節の可動性や支持性の変化を生み，姿勢制御に大きく影響を及ぼす．

距骨下関節は，その運動軸が身体の3平面すべてに関与する斜軸であるため3平面上の動きを有する．しかし，臨床において3平面上の動きをとらえることは難しいため，前額面上の動きである回内・回外で表現することが主である．距骨下関節の回内は，後足部を外反させるため荷重は内側移動しやすくなる．距骨下関節の回外は，後足部を内反させるため荷重は外側移動しやすく

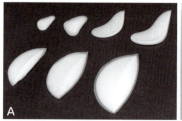 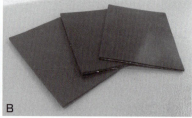

図12 インソールパッドの種類
A：ソルボセインのパッド．パッドの形状，サイズ，高さなど選択して，両面テープで貼付して使用する．
B：ポロンシート．厚さ1mmからあり，ハサミで必要な形状にカットし，両面テープで貼付して使用する．

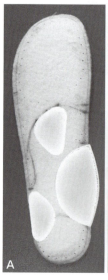 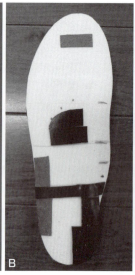 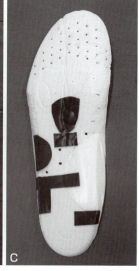

図13 インソールパッドの処方例
ソルボセインのパッドによる処方例（A）とポロンシートを必要サイズにカットし貼付した処方例（B）を示す．
両者を併用して処方するケース（C）が多い．高さは，ポロンシートやテープを重ね合わせて姿勢や動作分析のうえ，決定していく．

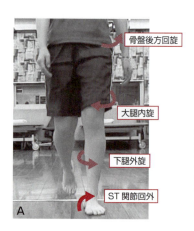 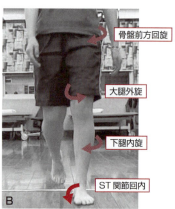

図14 歩行時における足部からの上行性運動連鎖
A：ST関節回外誘導，B：ST関節回内誘導

なる．また，距骨下関節は下腿骨と連動し，回内によって下腿骨を内旋し，回外によって下腿骨を外旋させる．そこから上行性に下腿骨，大腿骨，腸骨，仙骨，腰椎，胸椎，頸椎，上肢帯へと運動連鎖が波及するため，全身アライメントに影響を与える（図14）．また，足部においても距骨下関節のアライメントが中足部，前足部へと影響を与えるため，後足部のアライメント調整が姿勢制御や足部機能調整のキーポイントとなってくる．

よって，インソールによる後足部アライメント

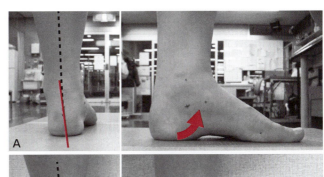
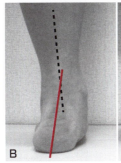
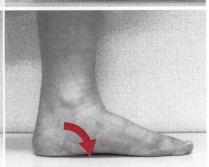

図15 踵骨アライメント
A左：踵骨が外側傾斜し下腿骨は垂直化しており，後足部は内反位を示す．
A右：踵骨が後方傾斜しており，ハイアーチを示している．
B左：踵骨が内側傾斜し下腿骨は外側に傾斜しており，後足部は外反位を示す．
B右：踵骨が前方傾斜しており，足部アーチは全体的に低下している．

調整のポイントは，① 踵骨アライメント，② 下腿骨の傾斜角，③ 上行性の運動連鎖（姿勢制御パターン）と考えている．

① 踵骨アライメント

踵骨アライメントは，立位において前額面上での中間位（踵骨傾斜角：内外反中間位）と矢状面上の前後への傾斜（図15）が重要である．そのため，自然立位による踵骨傾斜角と leg-heel alignment（LHA），足関節および膝関節アライメントを確認し，片脚立位や左右への体重移動時の動的姿勢制御における足部のアライメント変化を観察する．

② 下腿骨の傾斜角

下腿骨の傾斜角は，踵骨傾斜角とセットにして確認が必要であり，LHAと膝関節アライメント，身体重心位置や関節モーメントを想定したアライメントの変化をとらえるために重要となる．

③ 上行性運動連鎖

上行性運動連鎖は，各種姿勢や動作を観察することで足部-下腿のアライメントから波及する大腿骨-骨盤帯への変化をとらえ，どの肢位に誘導すればメカニカルストレスを軽減できるかを予測しつつ実施していく（図16，17）．

2）中足部のアライメント調整ポイント

中足部には，舟状骨，立方骨，内側・中間・外側楔状骨がある．後足部と横足根関節を構成し，踵骨-立方骨で構成される踵立方関節と距骨-舟状骨で構成される距舟関節がある．いずれも距骨下関節肢位の影響を受け，その肢位によって荷重時における足部アライメントに大きく影響を及ぼす．そのため，後足部のアライメント調整を行った後に調整を行うことが重要となる．具体的には，距骨下関節の回外は足部全体を内反させるため剛性の高い（柔軟性の低い）足部構造となり，横足根関節も可動性の低い構造へと誘導する．また，距骨下関節の回内は足部全体を外反させるため柔軟性の高い（剛性の低い）足部構造となり，横足根関節も可動性の高い構造へと誘導する（図18）．立方骨は横足根関節と足根中足関節の両方に影響を与えるドーム構造の要石[8]といわれ，外側縦アーチの頂点であり，立方骨の降下，前方傾斜，後方傾斜，回内外などに対しアライメント調整が必要となってくる．歩行時に立方骨を挙上させることで外側への荷重と前方推進力が促通され，下制（降下）させることで前方推進力が抑制される

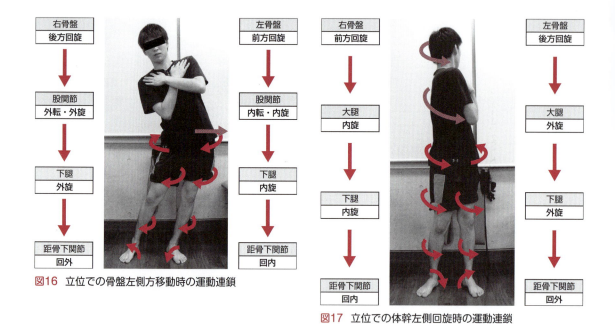

図16 立位での骨盤左側方移動時の運動連鎖

図17 立位での体幹左側回旋時の運動連鎖

図18 距骨下関節と横足根関節の関係
A：距骨下関節回内位の場合，横足根関節の可動性は増大し，柔軟性の高い足部構造となりやすい．
B：距骨下関節回外位の場合，横足根関節の可動性は低下し，剛性の高い足部となりやすい．

傾向にある．片脚立位における足部外側での支持性や歩行における外側から前内側に向かう足圧中心の動きなどを観察し，パッドの高さや大きさを調整していくことが必要となる．

また，内側・中間・外側楔状骨は前足部である中足骨と足根中足関節をなしており，そのアーチ構造は足趾機能に重要である．特に，横アーチとしての前後方向の中央部に位置していることからそこから前方（遠位）にある横アーチは後方へ，後方（近位）にある横アーチは前方へ力を加えることとなる[9]．そのため，パッドを処方する際，足趾の把持機能だけでなく，前後方向への身体重心の移動やそのリズムなどを観察していく必要がある．

3）前足部のアライメント調整ポイント

前足部については，足趾機能が調整のポイントとなる．歩行では，立脚中期から母趾側に足圧中心が移動し，中足趾節関節の背屈運動に伴ったウィンドラス機構が働き，足部の剛性が高まった状態で第Ⅰ～Ⅱ趾による蹴り出しを迎えることが理想である．そこで，第1列と中足骨レベルの横アーチのアライメント調整が重要と考えている．

第1列は，第1中足骨と内側楔状骨から構成され，その可動性は後足部である距骨下関節の影響を受ける．そのため，後足部肢位が決定した後にテーピング評価で得られた，①背屈・回外または，②底屈・回内位へと誘導するパッドを処方する．①背屈・回外は，母趾頭（足尖）での荷重を促し，足関節底屈，膝関節伸展，股関節伸展方向へと動きが促通されやすい．また，②底屈・回内は，母趾球での荷重を促し，足関節背屈，膝関節屈曲，股関節屈曲方向へと動きが促通されやすい．母趾球への荷重のタイミングが早すぎないか，または遅すぎないか，それに伴う足圧中心位置や下腿骨-大腿骨の傾斜などを観察し調整していく．

　中足骨レベルの横アーチは，第Ⅱ趾を頂点に足趾の配列を整えることで足趾の把持機能が向上するが，そのアーチの高さが最も重要となる．高すぎることで，立脚中期以降の前方推進力が低下し，足関節底屈，膝関節伸展方向へと促通されやすい．低すぎることで，立脚中期以降の前方推進力が増大し，足関節背屈，膝関節屈曲方向へと促通されやすい（図19）．立脚中期以降の前後方向への身体重心の移動のタイミング，それに伴うメカニカルストレスを考慮したうえで高さの調整をしていくことが重要となる．

3　インソールパッドによる関節アライメント調整の実際[5-7,9,10]

1）後足部（中足部含む）のアライメント調整
① 後足部回外調整パッド（図20）
　内側ヒールウェッジ，内側縦アーチ踵骨載距突起部パッド，踵骨前方傾斜制動パッドを用い，必要なパッドを選択および併用し，その高さ調整も含め，姿勢・動作観察より的確な処方を行う．
② 後足部回内調整パッド（図21）
　外側ヒールウェッジ，外側縦アーチ踵骨-立方骨パッドを用い，必要なパッドを選択および併用し，その高さ調整も含め，姿勢・動作観察より的確な処方を行う．

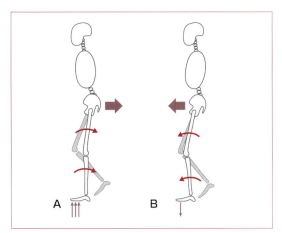

図19　中足骨レベルの横アーチ
A：高めに処方することで，床反力が増大するため，足関節底屈，膝関節伸展方向へ誘導されやすい．
B：低めに処方することで，床反力が低下するため，足関節背屈，膝関節屈曲方向へ誘導されやすい．
大腿骨より近位部は個人で連鎖反応が異なるため，十分に観察し高さを決定していく必要がある．

2）前足部のアライメント調整
① 第1列調整パッド（図22）
　底屈・回内および背屈・回外誘導パッドを用い，その高さ調整も含め，姿勢・動作観察より的確な処方を行う．
② 第5列調整パッド（図23）
　外がえし誘導パッドを用い，過度な小趾側荷重に対して母趾側荷重を促す．内がえし誘導の場合は，パッドの処方は行わない．
③ 中足骨レベルの横アーチ調整パッド（図24）
　第Ⅱ趾が頂点となるようなアーチ構造と足趾の配列を確認し，その高さは歩行観察などから調整を行う．中足骨頭にかからないよう処方することが重要である．

3）その他のアライメント調整
① 足趾調整パッド（図25）
　基節骨パッドは中足趾節関節伸展，足趾屈曲位などの変形のある場合などに処方し，中足骨・基節骨配列調整パッドは中足骨・基節骨の縦配列を整え，足趾機能を促通するために処方する．また，外反母趾や内反小趾などの足趾の変形，疼痛を伴う胼胝などがある場合，荷重圧の分散，疼痛部の

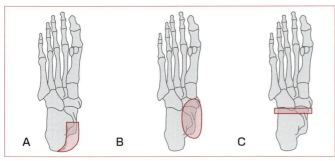

図20 後足部回外調整パッド
A：内側ヒールウェッジ．踵骨の内側傾斜を制動し，正中化を図る．
B：内側縦アーチ踵骨載距突起部パッド．踵骨の内側傾斜に伴う載距突起や舟状骨の下降を制動し，距骨下関節の中間位保持を図る．
C：踵骨前方傾斜制動パッド．踵骨の前方傾斜を制動し矢状面上の正中化を図る．

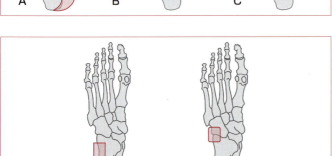

図21 後足部回内調整パッド
A：外側ヒールウェッジ．踵骨の外側傾斜を制動し，正中化を図る．
B：外側縦アーチ踵骨-立方骨パッド：過度な外側荷重に対して内側荷重を促す．

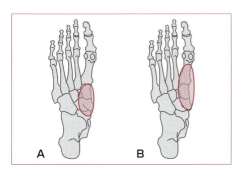

図22 第1列調整パッド
A：底屈・回内誘導パッド．第1列の前方部分である第1中足骨が底屈位となるようその近位部にパッドを処方する．
B：背屈・回外誘導パッド．第1列の前方部分である第1中足骨が背屈位となるよう母趾球近位部までパッドを処方する．

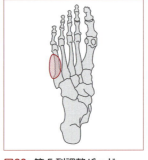

図23 第5列調整パッド
外がえし誘導パッド．過度な小趾側荷重に対して母趾側荷重を促す．内がえし誘導の場合は処方しない．

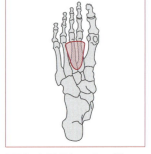

図24 中足骨レベルの横アーチ調整パッド
横アーチ挙上誘導パッド．中足骨頭部にかからないように処方する．

免荷が必要であり，各種パッドを処方することで調整を図る．

② **脚長補正パッド**（図26）

踵骨部にパッドを挿入し，脚長差の補正を図る．これまで紹介してきたインソールを処方する前に，まず脚長差の補正が成されていることが非常に重要である．何らかの原因で脚長差がある場合，代償性および非代償性にその左右差に対する姿勢制御が行われている．骨折や変形などで構築学的な異常が生じている場合は，まずは左右の脚長差を調整したうえで足部・足関節機能の評価を進めていくことが必要となる．後足部のみを補高するヒールパッドや足底部全体を補高する方法など左右差の程度や靴の形状など含め，状況に合わせて対応する．

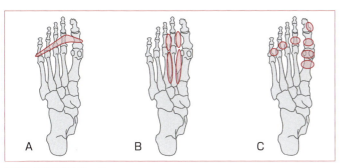
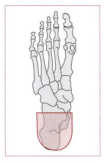

図25 足趾調整パッド
A：基節骨パッド．中足趾節関節伸展，足趾屈曲位などの変形のある場合などに処方し，足趾の中間位を促す．
B：中足骨・基節骨配列調整パッド．中足骨・基節骨の配列を整え，足趾機能の促通を図る．
C：各種パッド．荷重圧の分散，疼痛部の免荷など足趾機能の正常化を図る．

図26 脚長補正パッド
ヒールパッド．踵骨部にパッドを挿入し，脚長差の補正を図る．

おわりに

機能評価としてのテーピング，治療ツールとしてのインソールについて紹介したが，本項以外にも多岐にわたるコンセプトや手技が存在する．そのなかで何をどのように選択して実行していくかは，対象者の症状や身体機能，生活環境や活動レベルなどの背景も十分に把握したうえで検討していくことが重要である．特に障害に対する治療として介入する場合，障害の本質をとらえる必要がある．姿勢・動作の観察および分析を行い，メカニカルストレスの要因を推察したうえで，機能評価にてその要因を追及する．評価結果に対して局所および全身性にアプローチを行い，その結果をさらに検証し，吟味していくことでより効果的な理学療法アプローチが提供できる．運動療法や物理療法と併用してテーピングやインソールによる介入を行うことで，さらに治療効果を高めることが可能であると考えている．

文献

1) 小柳磨毅（監修）：アスリートケアマニュアル テーピング，文光堂，2-3，東京，2010
2) 川野哲英：ファンクショナル・テーピング，ブックハウス・エイチディ，33-34，東京，2005
3) 入谷　誠：入谷式足底板—基礎編—，運動と医学の出版社，川崎，2011
4) 小柳磨毅（監修）：足関節・足部．アスリートケアマニュアル テーピング，文光堂，東京，2010
5) 入谷　誠：入谷式足底板セミナー（上級編 step2 資料），身体運動学的アプローチ研究会後援，2008
6) 入谷　誠：生活を支えるインソールの工夫，理学療法学 41（8），505-510，2014
7) 入谷　誠：足部評価とインソール，The Journal of Clinical Physical Therapy 16：2-3，2013
8) 蒲田和芳：足部アライメント不良に対するインソールの考え方．足部スポーツ障害治療の科学的基礎，福林徹（監修），NAP，東京，159-175，2014
9) 入谷　誠：アキレス腱の予防とインソール，PT ジャーナル 50（5）：467-480，2016
10) 橋本雅至他：足部・足関節のスポーツ障害 理学療法による overuse 障害への対応．臨床スポーツ医学 31（7），674-684，2014

実践と結果に基づく理学療法手技

扁平足障害──足部・足関節の機能的特徴を踏まえ介入する

中尾 英俊，橋本 雅至

扁平足障害に対する理学療法への着眼点

▶ 足アーチ構造と病態が生じるメカニカルストレスを理解する．
▶ 評価から扁平足障害に対する効果的なアプローチを想起する．

　扁平足障害では，足アーチの不安定性による構造的問題から軟部組織や他関節へのメカニカルストレスも大きい．静的・動的評価を踏まえたテーピングやインソールにより効果が得られやすい．

I 扁平足障害のアーチ構造と病態を理解する

1 扁平足障害の機能的問題と歩行での特徴をとらえる

1）足アーチ構造

　ヒトの足はアーチ構造を有することで，長時間の立位や歩行が遂行できる構造となっている．扁平足は足アーチ構造が低下した状態をさし，アーチ低下に伴う諸症状を扁平足障害という．

　足は3つのアーチ構造からなり，踵骨〜第1中足骨頭までを内側縦アーチ，踵骨〜第5中足骨頭までを外側縦アーチ，第1中足骨頭と第5中足骨頭に至る横アーチが形成されている（図1）．

　内側縦アーチは踵骨，距骨，舟状骨，3個の楔状骨，第1〜3中足骨からなり，距骨下関節（ST関節），距舟関節，リスフラン関節を構成する．内側縦アーチは，踵骨載距突起部，舟状骨部，中足骨部の3つに分類でき，外側アーチよりも高く，頂点は舟状骨部になる．

　内側縦アーチのなかでも後足部を形成する踵骨載距突起部は，距骨下関節の前後および回旋要素による動きに関連し，足部の剛性にかかわる内側縦アーチのキーポイントとなり，アライメントを評価するうえで重要なポイントである．また距骨下関節の回内外は機能的脚長差を考慮する必要がある．機能的脚長は距骨下関節の回外位で延長し，回内位では短縮される[1]．

　外側縦アーチは内側縦アーチに比べてアーチは低く，踵骨，立方骨，第4・5中足骨からなる．立方骨が踵骨と中足骨の間に楔状にはまり込んでいる強固な構造で，かつ強力な靱帯が保護しているため，内側縦アーチに比べ剛性が高い．

　横アーチは，第1中足骨頭〜第5中足骨頭までの中足骨レベル，第1楔状骨〜立方骨までの楔状骨レベル，舟状骨〜踵骨前端までの後足部レベルに分類される．荷重時には中足骨部はフラットになるが，楔状骨レベルのアーチ構造は保たれる．

　足アーチを保持するための受動的支持組織とし

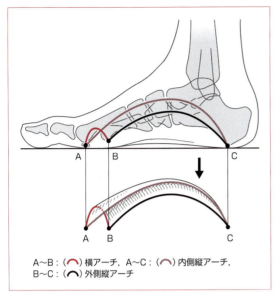

A～B：横アーチ，A～C：内側縦アーチ，
B～C：外側縦アーチ

図1　足部アーチ構造

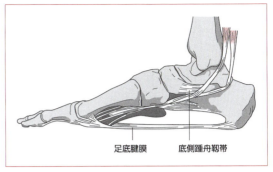

図2　足部アーチ　受動的支持機構

て，足底腱膜と底側踵舟靱帯（スプリング複合靱帯）は最も重要（図2）で，底側踵舟靱帯は内側縦アーチの基部である距骨頭部を支え，足底腱膜は歩行での蹴り出し時に足趾の中足趾節関節（MTP関節）が背屈し，腱膜が巻き上げられるウィンドラス機構として知られている．

　足部アーチの保持にかかわる能動的支持組織として，後脛骨筋，長腓骨筋，長母趾屈筋，長指屈筋，母趾外転筋があげられるが，靱帯損傷による受動的支持機構の破綻による扁平足は，筋機能へのアプローチを行っても足部アーチの再構築は難しいとされる[2]．

2）扁平足障害の病態を理解する

　臨床上，多くみられる静力学的扁平足は，体重負荷によってアーチが低下するもので，年代によって小児期，思春期，成人期の3期に分類[3]している．

　小児期における扁平足は一般に無症状であり，基礎疾患を有する例を除けば治療対象は少ないとされる．

　思春期では，体重増加やスポーツ活動に伴い発症する．足の内側部痛が運動や歩行によって増強する．疼痛が著しいものでは腫脹を伴う．炎症性扁平足の状態になる．外脛骨を伴うものが多く，炎症部位は舟状骨から後脛骨筋腱にみられる．

　成人期の扁平足障害では，思春期扁平足からの移行だけでなく，肥満や加齢による筋力低下や腱・靱帯の脆弱化によって，成人期から症状が進行する場合がある．

　扁平足は通常，縦軸である内側縦アーチが低下することをさすが，踵骨の外反が伴う外反扁平足や，荷重すると足部が過度に回内する過回内足，横軸である横アーチの低下を示す開張足，さらに外反母趾などの形態変化を示す．

　扁平足障害について島津[2]は，足アーチが低下していないか正常範囲であっても，扁平足と同様の荷重による慢性疼痛性障害を惹起するものとしている．また足アーチの低下に必ずしも疼痛が発生するとは限らず，疼痛が生じた場合には有痛性扁平足といわれる（図3）．

　関節リウマチでみる扁平足は関節破壊による構築学的な変形となり，進行例では骨性強直に至る．運動療法やインソールなどの介入効果が得られやすいのは，関節弛緩性（joint laxity）など身体的要因と，靱帯損傷後の関節不安定性など後天的要因による過回内足や扁平足である．

　扁平足や過回内足は，受動的支持組織である軟部組織への伸張性ストレスを増大させ，シンスプリント，アキレス腱炎，有痛性外脛骨，足底腱膜炎など2次的な障害の原因となる．足部の過剰な回内運動に伴う運動連鎖の影響は，膝関節への外反ストレス，回旋ストレスを増大させ，膝や大

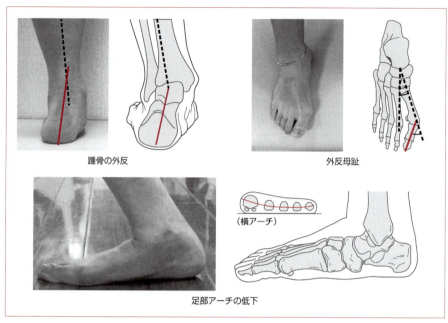

図3 扁平足障害と関連する足部変形

腿部に疼痛を引き起こすメカニカルストレスになる．扁平足障害に対する運動療法やテーピング，インソールなどによる効果は，変形そのものを改善する効果は得られにくいが，扁平足障害によって生じる疼痛を改善する効果や動作パターンを変容させるツールとして非常に有効である．

3）扁平足障害の歩行の特徴

正常成人の歩行では，立脚期初期のST関節の回外運動によって床反力を得る．ST関節の回外運動による剛性の高まりが体重心の制動と推進機能の役割を果たす．また，立脚期前半では，ST関節は回内し足部の柔軟性を高め，踵骨外側から母趾球へ重心を移行させる．立脚期後半のプッシュオフにST関節は回外位となり，再度足部は剛性を高める．このようにST関節が回内と回外の運動を行うことによって協調的な歩行が可能となり，長時間の動作においても筋疲労が生じにくいよう効率的な運動が遂行できる（図4）．

扁平足や回内足でみられる典型例では，立脚期を通じて足部全体が過度に回内運動を伴う．足部の剛性が低下していると，立脚初期から踵骨が外反しST関節は過回内する（図5-A）．立脚中期以降には前足部に荷重負荷が大きくなるが，前足部が外反位にあると，過回内を生じ下腿が内旋・前傾し膝関節は屈曲位となり，足部は外転・背屈位となりやすい．回内したまま立脚期後半を迎えると，母趾球支持での底屈運動が減少する．このような回内運動の高まりは，能動的支持組織である足底腱膜や後脛骨筋への伸張性ストレスを増大させることになる．

歩行時に過回内や足部が外転する場合は，踵接地から母趾球までのレバーアームが短くなり，蹴り出しのタイミングが早まりやすい．対して，足趾内在筋によって前足部の剛性を高める例では，内側アーチの低下による回内運動を，前足部の回外と足趾屈曲運動にて中足骨を背屈することで代償し，剛性を高める．蹴り出しの位置を足尖である母趾頭部までレバーアームを長くすることで，ヒールオフのタイミングを遅延化させる（図5-B）．

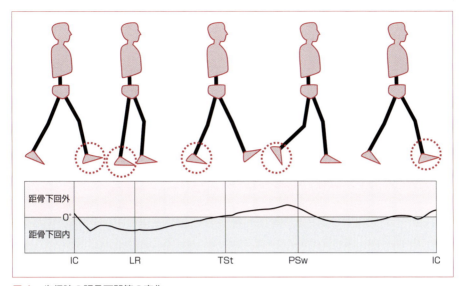

図4 歩行時の距骨下関節の変化
IC：初期接地，LR：荷重応答期，TSt：立脚終期，PSw：前遊脚期

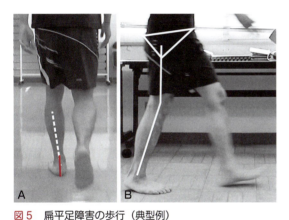

図5 扁平足障害の歩行（典型例）
A：接地期の後足部回内，B：ヒールオフの遅延

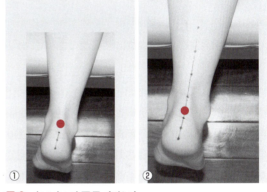

図6 leg-heel アライメント
①踵骨後面に2等分線を引く
②踵骨隆起（●）から近位へ下腿後面（遠位）に2等分線を引く

2 足部の形態評価

1）後足部アライメント評価

　非荷重位または荷重位で行う leg-heel アライメントがある．正常値は5°外反位とされ，非荷重位より荷重位のほうが踵骨外反位になりやすい．踵骨後面に2等分線を引き，踵骨隆起から近位へ下腿後面に2等分線を引く．下腿遠位部の2等分線と踵骨の2等分線のなす角度を測定する．

回内足の場合は，leg-heel アライメントが増大し5°以上の外反を呈し，ST関節は回内位となりやすい（図6）．

　ST関節のアライメント評価には，後足部を後方から観察し，外果の上下2つのカーブを比較する[4]．2つのカーブの形状が同等であればST関節中間位とし，外果の上のカーブが大きい場合はST関節回外位，外果の下のカーブが大きい場合はST関節回内位と判断する（図7）．

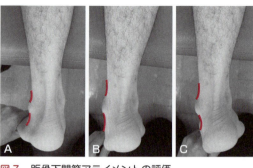

図7　距骨下関節アライメントの評価
A：回内位，B：中間位，C：回外位

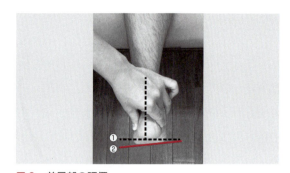

図8　前足部の評価
①(---)：下腿に対する垂線
②(—)：第1～5中足骨頭を結んだ線

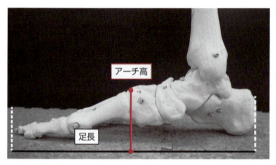

図9　アーチ高
アーチ高は足長の50％地点での床から足背までの高さで示す．

しかし，ST関節のアライメント評価における信頼性や妥当性は低いとされ，最も複雑な構造であるST関節を前額面だけでとらえること自体に問題があり，今後もさらなる検証が必要である．

2）前足部アライメント評価

下腿長軸に対する垂線（図8の①）と第1・5中足骨頭を結んだ線（図8の②）とを，ST関節中間位にて計測する．前足部アライメントの基準値は，約6～8°内反位である．

前足部アライメント評価[5]は横足根関節（MT関節）のST関節アライメント同様，角度測定による計測方法の信頼性は低いとされる．

MT関節の柔軟性評価は，ST関節を中間位にした後足部を一方の手で固定し，もう一方の手でMT関節の回内運動を行う．足関節背屈位のまま，前足部を回内方向に徒手誘導する．動きに関する評価基準において明確な基準はなく，可動性の有無や大小，また左右差などで判断する．

3）足アーチの評価

内側縦アーチ高を計測する方法としてWilliams[6]によるアーチ高があり，信頼性と妥当性が高いとされている．アーチ高は足長の50％地点での床から足背までの高さを定規などで測定する（図9）．アーチ高の平均値は6.47±0.62cmであり，高アーチほど足部の可動性が乏しく，低アーチほど可動性が高いことが示唆されている．この評価は外反母趾などMTP関節遠位のアライメントの影響を受けにくいとされる．

navicular dropテストは，足部回内の評価方法である．対象者にST関節を中間位にした立位をとらせ，床から舟状骨粗面までの高さを測定する．次にリラックスした両脚立位をとらせ，舟状骨粗面の高さを測定する．ST関節中間位のときとリラックスしたときの，舟状骨の偏位量を算出する．この方法は後足部の運動様式と有意な関連性があるとされるが，検者内，検者間信頼性においてバラツキもあり，ST関節中間位を指標としている点で評価の難易度は高い．舟状骨の可動性もわずかであり，皮膚の移動などによる誤差も多く，信頼性の高い評価をするには経験則によるところも大きい．

大久保[7]によるアーチ高率は，足長に占める舟状骨粗面の高さの割合（舟状骨高/足長×100）を

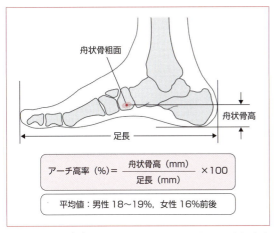

図10 アーチ高率　　　　　　（文献6）より改変引用）

$$アーチ高率（\%）=\frac{舟状骨高（mm）}{足長（mm）}\times 100$$

平均値：男性 18〜19％，女性 16％前後

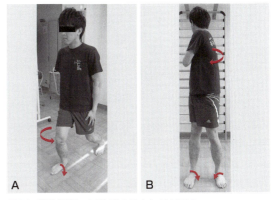

図11　動的評価─回旋系のストレステスト
A：スクワッティングテスト（knee-in）
B：立位回旋テスト

算出する（図10）[6]．この方法はX線像を用いる横倉法と相関しており，信頼性の高い評価方法である．アスリートでの平均値では男性18〜19％，女性16％前後とされている．

3 扁平足障害に対する動的評価

1）回旋系のストレステスト（図11）

扁平足障害のスクワッティングテストでは（図11-A），膝関節屈曲位での制動力をみるため，足部の運動連鎖から膝関節への回旋ストレスが生じやすい．足部回内運動に伴い knee-in, toe-out になり，膝関節には外旋・外反ストレスが生じる．大腿部，下腿部の内側に走行する筋には伸張性のストレスが生じる．

knee-in, toe-out では，ST関節，MT関節の回内運動によって足アーチが低下する．knee-inを抑制するための介入方法として，後足部では載距突起部へのアーチパッドや，踵骨前端に丸めたハンドタオルなどを挿入する．前足部では内側にマットなど支持物を挿入し，母趾の支持機能を高める．後足部と前足部それぞれ確認する．

立位での体幹回旋運動の評価では（図11-B），膝関節伸展位での動きとなるため，体幹と下肢の

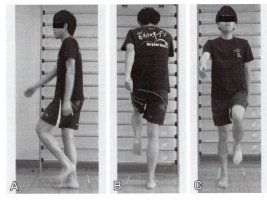

図12　動的評価　足踏み運動
A：側方，B：後方，C：前方

連動した回旋運動が確認できる．右への体幹回旋運動にて，左ST関節の回内運動が生じ，右ST関節の回外運動が生じる．左右への体幹回旋運動による，足部の受動的かつ能動的な安定性について評価を行う．ST関節の回内運動が大きいと，knee-inがみられ下腿内旋の動きが増大し膝関節外旋ストレスが生じる．加えて踵骨の外反，舟状骨の下降度を確認する．骨盤や体幹の回旋量の過不足を左右の動きから観察する．

これらの評価から足部の不安定性を特定し，アーチパッドなどの挿入により安定化を図ることで，上行性に膝・股関節，体幹への連動した動き

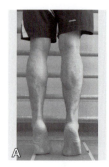
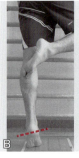
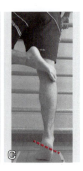

図13 動的評価 ヒールレイズ
A：両側，B：左片脚，C：右片脚

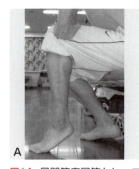
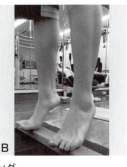

図14 足関節底屈筋トレーニング
A：座位での底屈運動，B：趾球部支持での底屈運動

が改善し，痛みの軽減に寄与するかどうかを確認する．

2）立位・足踏み動作[8]（図12）

立位はさまざまな動作の開始肢位であり，立位姿勢での足踏み運動にて状態を予測できる．足踏み動作では骨盤から上位脊椎の動きまで，左右・前後・回旋の肢位がどちらに偏りがあるかを評価できる．足踏み動作では協調性が要求され，歩行のような流動的な動きが可能か観察する．扁平足障害では，踵骨の外反，足アーチの低下による姿勢の変化をみる．また片脚立位保持が困難なケースでは平行棒内にて，安定した状態で実施する．

3）ヒールレイズ（図13）

両脚または片側で行う．痛みを伴う場合は支持物を把持させる．踵高の左右差をみる場合は両側同時に行うと判別しやすいが，両側の荷重量をある程度一定にして行う．外脛骨など足部内側部痛がある場合，踵が挙上するタイミングで疼痛が出現し差が生じる場合が多い．踵骨底部の傾きがある場合は，後足部のアライメント変化だけでなく，後脛骨筋と長腓骨筋のインバランスなども考えられる．

II 理学療法プログラムの実際

1 効果的なアプローチを想起する

1）足部外在筋のトレーニング

足関節の底屈筋力は，歩行時プッシュオフによる前方への推進機能と足部が床面に接地する際の速度を軽減させる作用を持つ．荷重応答期以降の推進作用を高めるには，底屈筋力および持久力が必要である．荷重位で行う底屈運動は足部の疼痛が生じる場合や筋力低下が著明である場合には，部分荷重位となる座位でのヒールレイズを行う（図14-A）．荷重による疼痛がない場合は，立位でのヒールレイズを行う．底屈運動が不十分な場合は，支持物を使用して行う．長母趾屈筋，長指屈筋の影響を少なくした底屈運動をするには，足趾ではなく趾球部での支持にて底屈運動を行う（図14-B）．

後脛骨筋は荷重時の足アーチを保持する最も重要な筋であり，機能不全があると足部回内運動に対して拮抗できず，後足部回内，足部外転変形を助長させる．筋力トレーニングとしての抵抗運動は足部内がえし運動を行うが，抵抗部位を中足骨とし，母趾，足趾の屈曲運動がなるべく起こらないように留意する．長腓骨筋は足部の3つのアーチの保持にかかわり，活動様式は短腓骨筋とは異なるため，回内しながら母趾球に抵抗が加わるよ

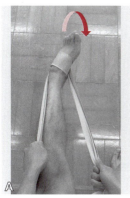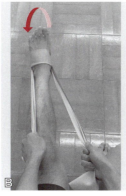

図15 足部内がえし・外がえし運動のチューブエクササイズ
A：後脛骨筋，B：長腓骨筋

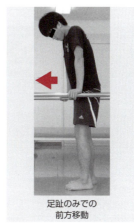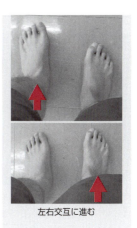

図16 尺取り虫エクササイズ

うにする．チューブを用いて，後脛骨筋に対しては足関節内がえし，長短腓骨筋に対しては，外がえしによるトレーニングを行う（図15）．足趾を屈曲させずに底屈運動を行うと，両筋同時にトレーニングを行える．

2）足部内在筋のトレーニング

足部内在筋は足アーチ保持の機能を果たす．筆者が下腿・足部への荷重負荷を行った，女性を対象とした研究[9]では，体重以上の負荷で母趾外転筋の作用が高まった．足部アーチは構造上，安静立位での荷重負荷に対し，靱帯や足底腱膜での支持力にて十分保持可能であるが，これは構造的不安定な場合には，足部内在筋の筋力に依存することを示唆するものである．

さらに，片脚荷重や走行など力学的な負荷が大きい場合，足部内在筋が補助的に働くことで，足部の安定化に寄与していると考える．足部内在筋には力学的な働きと，関節位置の変化に対応する協調的な働きも推測されており，姿勢制御において重要な役割を担うと考えられる．

足部内在筋の評価は，足趾の屈曲，開排，母趾屈曲・伸展にて行う．特に母趾単独の屈曲運動がむずかしい．中足骨レベルでの横アーチ保持のためにも，母趾内転筋などの賦活を行う．

荷重位での運動として，尺取り虫エクササイズを紹介する（図16）．足趾屈筋群のみの移動とな

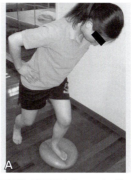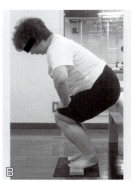

図17 協調性トレーニング
A：不安定な足底面での姿勢制御
B：前足部支持でのスクワット

り，平行棒を支持しながら，左右交互にMTP関節の屈曲の動きだけで行う．内在筋が弱い場合は，ほとんど前方に進めない．注意点として，床面が滑りやすいフロアにて行う．足趾の協調性運動は前足部支持でのスクワットや，不安定な足底面に対する姿勢制御トレーニングにて協調性を高める（図17）．

3）徒手的アプローチ

扁平足障害に伴う諸症状に対し，関節包内運動は即時的な除痛効果および動作の改善効果がみられる．特に扁平足障害の場合，ST関節を回外方向へ誘導することで，関節アライメントが適正化され一時的な疼痛改善効果がみられやすい．背臥

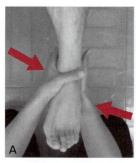 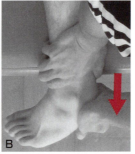 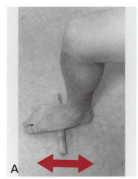 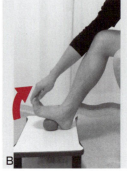

図18 距骨下関節の回外方向へのモビライゼーション
A：背臥位．踵骨に対して距骨を回外方向に誘導させる．左足の場合，セラピスト側の左手で距骨を外側に，右手で踵骨を内側に誘導する．
B：側臥位．足部外側を天井方向に向け，軽度底屈位のまま踵骨を床面に徒手誘導する．外果と距骨をベッドに軽く押すと固定がしやすい．

図19 荷重位での足底腱膜のストレッチ
A：棒を利用したストレッチ
B：足趾を伸展位にしたストレッチ

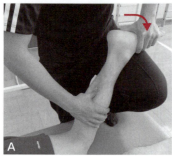 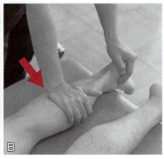 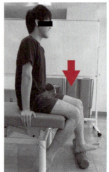 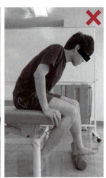

図20 後脛骨筋と下腿三頭筋への徒手的アプローチ
A：後脛骨筋へのダイレクトストレッチ
B：下腿三頭筋の側方への滑走運動

図21 座位での腸腰筋エクササイズ
体幹と足部を固定し大腿部を使ってローラーを押すよう意識させる．体幹前屈で押さないように注意が必要である．

位（図18-A）と側臥位（図18-B）にて行う方法を紹介する．どちらも矯正力をかけず愛護的な関節操作を行う．徒手的誘導の前後で，ヒールレイズでの左右の踵高差が改善するなど，評価としても活用できる．

扁平足障害では，アーチ保持に作用する足底腱膜，後脛骨筋腱などへの伸張性ストレスが増大し，筋腱移行部の圧痛や伸張痛を訴えるケースが多い．足底腱膜は強固な腱性組織であり，他動的かつ直接的なストレッチでは伸張感を得にくい．座位や立位など自重を用いた方法が伸張感を得やすい．座位で行う場合，足底に木の棒などを当てて転がし，足底腱膜全体をストレッチする（図19-A）．また足趾MTP関節を伸展しながら，固めのボールを足底面に当て足関節背屈位での持続伸長を行う（図19-B）．

後脛骨筋腱腱鞘炎など腫脹を伴う場合は著明な圧痛を認める．扁平足障害では立位荷重時の足部回内と後脛骨筋腱の緊張が触診できる．後脛骨筋の筋腹は下腿後面の深部にあり触診の際には，下腿三頭筋が緊張しないように軽度底屈位で行う．被検者を腹臥位，膝関節屈曲した肢位にて，下腿中央部の筋腹を圧迫する．足関節をゆっくり背屈および回内を操作しながら，後脛骨筋に対しダイレクトストレッチを行う（図20-A）．

下腿三頭筋の筋腱移行部は圧痛所見を認める場合も多く，筋全体の伸張性が低下している場合も多い．筋の柔軟性を上げるため徒手的に外側から

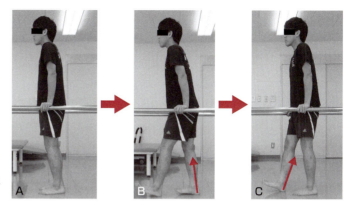

図22 ステップエクササイズ
A：開始肢位，B：右後方ステップ，C：右前方ステップ

内側に向かって側方への滑走性を出す．一方の手を使ってアキレス腱と踵骨のところで末梢を固定し，もう一方の手で下腿三頭筋の柔軟性が低下している部位にアプローチする（図20-B）．

4）足部と股関節との協調的関連性

Tateuchiら[10]は，人工股関節置換術（THA）術後患者を対象とした歩行時の股関節障害と，動きを代償する他の身体部位との関連性について，立脚中期以降に生じる患側の股関節屈筋の遠心性収縮とその後の股関節屈筋の求心性収縮が健常者よりも低下し，それらに対して，反対側の足関節底屈筋力の増大が関連すると報告している．立脚中期以降の下肢のプッシュオフと振り出しに関して，股関節屈筋群と足関節底屈筋群がかかわっている．

扁平足や過回内足では足部の剛性が低下していることから，底屈モーメントが床面に十分に伝達できないが，股関節屈筋群の遠心性の収縮力にて代償することができ，下肢の振り出しを可能としている．歩行における協調運動は，足関節と股関節戦略の相互的な制御機能が重要となる．

座位で行う腸腰筋トレーニングは（図21），骨盤固定と足関節背屈位にて踵に硬めのボールやローラーを踏ませ，遠心性収縮を行わせる．上手くできない場合は体幹前屈や足関節底屈運動にて行うが，上肢プッシュアップにて体幹を固定し大腿部で踏んでいる感覚で運動を実施してもらう．

ステップエクササイズは，自然立位から後方にステップさせ後足部への荷重を促す．後足部への荷重によって，床反力ベクトルが距腿関節軸の後方を通り足関節背屈モーメントが生じる．足関節背屈運動によるアーチ挙上と背屈筋群の働きを促すことで，ステップへの推進力を高める作用と前足部へ荷重するための切り返しを早める効果がねらえる．後方から前方にステップし，スタート肢位の立位に戻す動きを反復する（図22）．

クリニカル・テクニック
足部へのテーピング

テーピングは足部へのアプローチとしてだけでなく，足底板を作成するための評価，もしくは運動療法の効率化を図るためのツールとして使用できる．テープを貼付するには，足部形態評価，動的評価，歩行観察を踏まえて足アーチの低下している関節をよく観察する．

後足部へのテーピングとして，ST関節の回内・回外誘導テープがある．回内と回外では作用がまったく逆転するため，どちらか一方のテーピングを選択する．

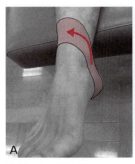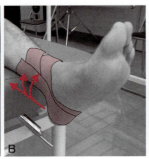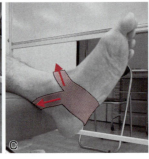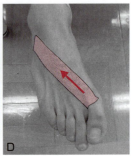

図23 テーピング
A：距骨下関節回外誘導テープ，B：内側縦アーチ挙上テープ，C：舟状骨挙上テープ，D：第1列背屈誘導テープ

　扁平足障害，過回内足に対してはST関節の回外誘導テープを用いることが多い（図23-A）．回外誘導テープは，立脚期初期の足部の剛性を高め，前方への推進力を高める作用がある．踵接地時に足部は体重心を制動するため，足部での衝撃を回内運動によって吸収するが，扁平足障害では過回内するため推進力の低下と時間的停滞が生じる．荷重時の後足部アライメントが過回内し，歩行時に体幹レベルでの左右移動が大きい場合には，回外誘導テープだけではなく内側縦アーチの挙上テープや舟状骨サポートテープの組み合せによって，後足部の支持性を高め動作の円滑化を図る．

　内側縦アーチ挙上誘導テープは[11]，荷重時の足部内側に生じる痛みに対し，動的評価で行う踵部内側や載距突起を挙上アシストすることで痛みが軽減した場合に用いる（図23-B）．前足部が過回内する場合や，外脛骨や後脛骨筋腱腱鞘炎など舟状骨周囲に痛みがある場合，舟状骨挙上テープを行う（図23-C）．

　前足部へのテーピングには，第1列に対する底屈と背屈誘導テープがある．ST関節誘導テープと同様に，選択する場合は一方のみのテーピングとする．

　第1列底屈誘導は，立脚後半の前足部への荷重が高まる推進期に，母趾球への体重移動を促す．第1列背屈誘導は母趾頭への荷重を増加させる．

　歩行立脚後半にかけて，前足部外反が伴い過剰に母趾球荷重する場合には，前足部の安定性が低下し床反力を得にくいため，第1列背屈誘導テープにて前足部内反を促し，安定性を向上させる背屈テープが有効になる（図23-D）．荷重ポイントを母趾頭にすることで下腿の前傾を抑制し，膝を伸展方向に誘導することができる．逆に，母趾球での荷重が少なく前足部が内反する場合には，第1列底屈誘導を行う．

5）インソール[12]

　荷重時に踵骨が外反し，ST関節が過回内を呈する場合にはST関節を回外位に誘導する場合が多い．テーピングにて，ST関節の回外誘導が良好な場合，踵骨載距突起部にパッドを挿入する．荷重時の踵骨外反を抑制するために内側ヒールウェッジの使用を行うこともある．また，ヒールウェッジは底屈作用を高めるため，前足部への重心移動を早める効果がある．前足部が不安定な場合には，効果が減少するため中足骨レベルでの横アーチパッドを処方することで，前足部の支持性を高め，底屈作用による重心の早期前方移動に対応できる．

　後足部へのアプローチでは，歩行時の立脚期前半に着目し，下腿の傾斜や回旋の変化を確認することが重要である．特に接地期の体幹の動きに変

化が生じやすく，同側に傾斜している動きを抑制できるなど下肢の支持性が向上することによる反応が確認できる．

扁平足や過回内足では，踵骨が過度に前方に傾斜していることが多い．踵骨の前方傾斜を制動するパッドを挿入することで，前足部への荷重が移行しやすくなる場合がある．

前足部へのインソールは，第1列を背屈誘導もしくは底屈誘導パッドや，中足骨レベルの横アーチパッドなど位置を微調整しながら挿入する．歩行時の立脚期後半で，前足部の支持性や母趾での蹴り出しの変化を観察する．底屈運動による前足部での蹴り出しが強くなると，股関節伸展の動きが増大しやすい．

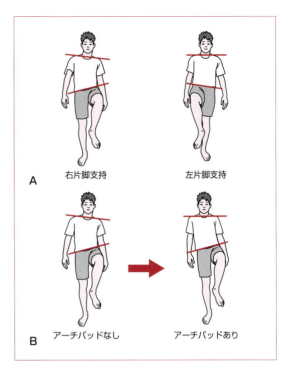

図24 症例：右有痛性外脛骨
A：片脚立位の左右差
B：右患側片脚立位．アーチパッドによる変化

2 スポーツ障害の扁平足による問題

1）扁平足障害による右有痛性外脛骨症例

発育期に生じた扁平足障害による有痛性外脛骨の再燃にて，高校生になってもランニングを足部内側痛のために十分にできない症例を示す．

片脚立位において，左側に比べ右側では，足部が過回内するため右側への重心移動を足部で制御できず，上部体幹を左側屈させたカウンタウェイトを用い支持面への重心位置をコントロールしていた（図24-A）．後足部載距突起部にパッドを用いることで，足部の過回内を抑制でき，骨盤および体幹による代償は減少した（図24-B）．

歩行や走行時のプッシュオフで足圧中心の軌跡を想起する際，足裏を観察することで特徴をとらえることができる．後方からランニングを観察すると，足裏の見え方の左右差から，左は底屈運動によるプッシュオフが認められるが，右は回内作用により立脚初期には足圧中心は内側に偏位し下肢の外旋運動が大きく，底屈運動によるプッシュオフが十分に得られていない（図25-A）．

そこで，後足部の不安定性と底屈運動をサポートするため，インソールを処方した（図25-B）．

踵骨の外反を制動する目的に内側ヒールウェッジ，載距突起と舟状骨の支持性を高め距骨下関節の回内運動を軽減するために内側縦アーチパッドと踵骨前方傾斜制動パッド，舟状骨パッドを用い，外側アーチの支持のため外側縦アーチパッド，前足部の安定性と底屈運動を支持するための中足骨レベルの横アーチパッドを挿入した．

インソール処方後のランニング動作では，後脛骨筋への伸張ストレスを減少することで外脛骨の痛みが改善し，底屈運動によるプッシュオフが出現，股関節の伸展運動の増大を確認できた．スポーツ選手の場合，そもそも筋力が強いこともあり，関節不安定性をインソールによって補正することで，動きが瞬時に改善しやすい．

2）扁平足障害による左シンスプリント症例

右投げの内野手，投球時のステップ脚に生じる左下腿前面痛の症例を示す．既往歴として足関節内反捻挫を繰り返していた．足部アライメントは

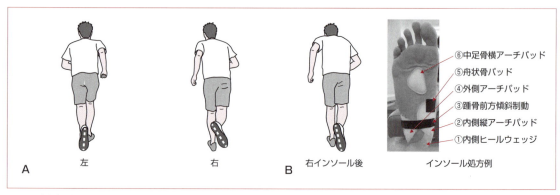

図25 症例：右有痛性外脛骨のランニング動作
A：走行時の足裏の見え方，B：インソール処方の1例

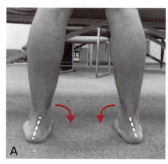
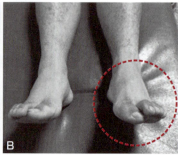

図26 症例：左シンスプリント　足部マルアライメント
A：両側の踵骨外反と回内足
B：左クロウトゥ変形

両側踵骨の外反，荷重時に内側縦アーチの低下を認める過回内足（図26-A）と，左足趾の鉤爪趾変形（クロウトゥ）が著明であった．クロウトゥは足趾のMTP関節過伸展，近位趾節間関節（PIP関節）と遠位趾節間関節（DIP関節）が屈曲位を呈する（図26-B）．また，繰り返しの内反捻挫による脛腓靱帯のゆるみが想定され，距腿関節の前方引き出しテストは陽性であった．

動的評価では，片膝を抱えて骨盤を後傾位にした片脚ヒールレイズは左右とも不可能であり，足趾屈曲筋力は低下を示した．特に，左足趾MTP関節は抵抗に対して屈曲位で保持できず，足部内在筋の筋力低下を認めた．

投球動作での左ステップ動作の接地時には，距腿関節には剪断力が発生する．さらに脛腓関節のゆるみと，後足部アライメントに不安定要素があり剪断力は強まる．そのため，距腿関節への剪断力を足部内転，足趾クロウトゥにより足部の剛性を高めることで減少させていた．よって，足趾・足関節の伸展筋群（主に長趾伸筋，前脛骨筋）の過活動に依存した結果，シンスプリントを招いたと考えられた．

アプローチは前脛骨筋，足趾伸筋のストレッチと足部内在筋のトレーニングを実施した．動的なトレーニングでは，投球動作を想定した足部内在筋トレーニングとステップ脚の足部切り返しを股関節と連動して行えるように，T字バランス（図27）とノーステップでの体重移動（図28）を行った．T字バランスでは，MTP関節の屈曲運動による床を押す力を軸に股関節の回転運動（屈曲-伸展運動）を制御させた．ノーステップでのトレーニングは体重移動を使い，足趾MTP関節の屈曲運動による前足部支持と足-膝-股関節の運動連鎖を円滑化させることを目的に実施した．

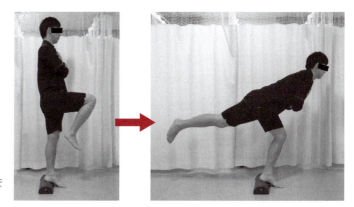

図27 投球動作をイメージしたT字バランス
ステップ足の前足部を軸に，股関節の回転運動を制御する．

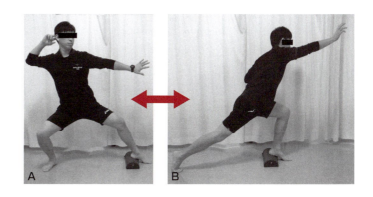

図28 ノーステップでの体重移動
A：軸足での支持，B：ステップ足での支持

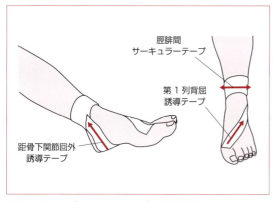

図29 左シンスプリント　テーピング実施例

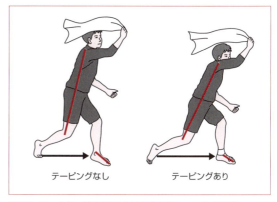

図30 テーピング前後における投球フォームの変化

　練習時には後足部回外テープ，第1列背屈誘導テープと脛腓間を圧迫するサーキュラーテープを実施した（図29）．投球動作を想定したトレーニングとテーピングにより，フォームは改善し，ステップ幅の拡大と足位の正中化を認めた（図30）．シャドーピッチングでは，ステップ脚の支持性改善に伴い体幹の前傾もみられ，シンスプリントによる症状がなく，投球動作が可能となった．

おわりに

　扁平足，過回内足は無症候性のものも多いが，掘り下げて問診すると「履く靴を限定する」「長時間歩くと非常に疲労がたまりやすい」「実は膝が痛い」など，足部の不安定要素から日常生活に制限が生じていることは少なくない．

　扁平足障害に対するアプローチは，個々の身体特性である内在因子や，使用しているシューズなどの環境因子を含めて，多角的な視点からアプローチを行うことが重要であり，それぞれの相互的な効果によって，問題点が効率よく解決するものと考える．

文献

1) 中江徳彦ほか：足部・足関節障害に対する姿勢・動作の臨床的視点と理学療法．PTジャーナル 40：205-210, 2006
2) 島津　晃ほか：扁平足障害の診断と治療．Journal of Joint Surgery 6(1), 1987
3) Hoffman G：Fuss und Bein：ihre Erkrankungen unt deren Behabdelungg, J. F. Bergmann, Munchen, 31-87, 1951
4) Root ML et al：Biomechanical Examination of the Foot. Clinical Biomechanics, Los Angels, 1971
5) Astrom M et al：Alignment and joint motion in the normal foot. J orthop Sports Phys Ther 22：216-22, 1995
6) Williams DS, et al：Measurements used to characterize the foot and the medial longitudinal arch：reliability and validity. Phys Ther 80：864-871, 2000
7) 大久保衛：整形外科的処方の理論と実際―特にスポーツ障害における適用例から―．臨床スポーツ医学 24(3)：147-153, 2008
8) 入谷　誠：アキレス腱の予防とインソール．PTジャーナル 50(5)：467-480, 2016
9) 中尾英俊ほか：足部アーチに荷重負荷した際の下腿・足部の筋活動の変化．理学療法科学 24(3)：423-426, 2009
10) Tateuchi H, et al：Dynamic hip joint stiffness in individuals with total hip arthroplasty：relationship between hip impairments and dynamics of the other joints. Clin Biomech 26：598-604, 2011
11) 小柳磨毅(監修)：足関節・足部．アスリートケアマニュアル テーピング，文光堂，東京，2010
12) 入谷　誠：入谷式足底板―基礎編―，運動と医学の出版社，川崎，2011

有痛性外反母趾―足部・足関節の機能的特徴を踏まえ介入する

生島 直樹, 橋本 雅至

疼痛改善のための着眼点

→ 外反母趾は母趾のみの変形ではなく, 足部全体の変形である.
→ 外反母趾を有する対象者の動作の特徴を理解する.
→ 外反母趾に対する足部全体における運動療法のポイント

　起立, 歩行などの荷重動作には必ず足部が影響するなか, 比較的自由度の高い足趾はバランス能力や各方向への推進力に大きく関与する. そのため足趾機能低下がもたらす全身アライメントを考慮した適切なアプローチが必要となる.

I 外反母趾を伴う足部全体の変形

1 外反母趾とは

1) 外反母趾の病態

　足部の変形は加齢に伴って発生率が増加し, 外反母趾はその代表的な疾患の1つといえる (図1). 外反母趾は疼痛により立ち上がりや歩行の障害を生じやすく, 重症化すると日常生活動作や生活の質の低下, または転倒のリスク増大を招くため軽視することは危険と考えられる. また遺伝や性差, 足趾の長さや靴の影響が原因ともいわれているが, これらの病態は結果因子と推測されており, 外反母趾に陥るメカニズムの詳細については, まだまだ不明な点が多い[1]. 第1中足趾節関節 (metatarsophalangeal joint: MTP関節) 内側部の疼痛の原因として, 滑液包炎 (バニオン) や有痛性神経腫, 同部での絞扼性神経障害などがあげられる.

2) 解剖学的要因

　外反母趾とは, MTP関節で母趾が外反した変形で, 外反母趾角 (hallux valgus angle: HV角) は基準値9〜15°, 軽度20°未満, 中等度20〜39°, 重度40°以上とされている (図2). また, 日本足の外科学会においては20°以上を外反母趾としていると定義している[1]. すなわち外反母趾とは母趾がMTP関節で外転し, 内側が突出した状態をいう.

　また外反母趾と第1中足骨の内反は, 明らかな関連があるとされている[2]. 外反母趾の変形と第1・2中足骨間角 (first-second intermetatarsal angle: M1-M2角, 図3) には強い正の相関があるとされている[1]. またHV角とM1-M2角との関係は非荷重時と比較すると, 荷重時にはHV角, M1-M2角ともに増大し, 変形を増強することが実際でも多く観察される. またリスフラン

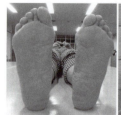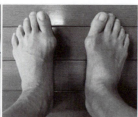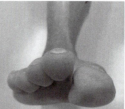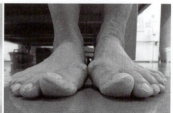

図1　外反母趾

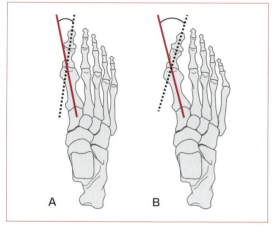

図2　HV角
A：健常，B：外反母趾
第1中足骨骨軸（──）と母趾基節骨骨軸（……）のなす角度で，母趾の外反変形の程度を示す．
基準値：9〜15°

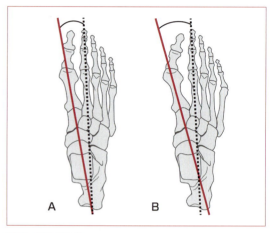

図3　M1-M2角
第1中足骨骨軸（──）と第2中足骨骨軸（……）のなす角度で，第1中足骨内反の程度を示す．
基準値：6〜9°

関節の不安定性はHV角，M1-M2角に大きく影響を与えており，矢状面において第1列が8mm以上背側に可動するものをハイパーモビリティーであるとされている[3]．

外反母趾の多くは扁平足や開張足を伴うものが多く，第1・5中足骨間角（first‐fifth intermetatarsal angle：M1-M5角，図4）が30°以上では開張足であるとされている．また，足底腱膜は第1列の可動性を安定化させる要素[4]とされており，やはりHV角，M1-M2角に大きく影響を与えると考えられている．第1中足骨の内反により，MTP関節列は横幅が広がりM1-M5角が拡大し，前足部中央の第2・3中足骨骨頭部分が落ち込み，開張足変形が生じることがあるといわれている．

また外反母趾を呈すると，足部における動的安定機構として働く筋の作用は，逆に増悪因子となり変形が進行していくといわれている．MV角増大に伴いMTP関節の内側に存在する内側側副靱帯と関節包は弛緩し，母趾外転筋は底側に移動，長母趾伸筋腱と長母趾屈筋腱は外側に移動する．また母趾内転筋の張力のために，第1中足骨が内反しても第1基節骨は外反方向に引っ張られるため，結果的に母趾はさらに外反することになる（図5）．以上のことから外反母趾は，変形した状態のままで歩いたり運動したりするとさらに悪化していく可能性があるため，即時に矯正効果を図る必要がある．

短母趾屈筋，母趾外転筋，母趾内転筋などの筋群は関節包，足底腱膜とともに基節骨に付着して

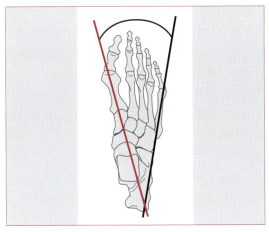

図4　M1-M5角
第1中足骨骨軸と第5中足骨骨軸のなす角度で，前足部の開張度の程度を示す．
正常値：25°

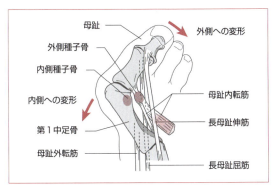

図5　増悪因子となりうる筋群
種子骨の外側への亜脱臼または脱臼による第1中足骨回内，もしくは種子骨間より外側に長母趾屈筋腱が脱臼して収縮することで外反母趾を助長する．

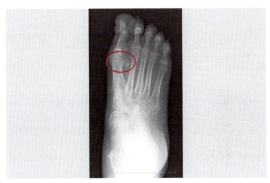

図6　種子骨の外側偏位

いる．また種子骨は短母趾屈筋の腱内に存在し，種子骨靱帯を介して基節骨に付着している．母趾の基節骨は，第1中足骨骨頭を中心に基節骨に付着している筋群の内・外側のバランスによりその位置が保たれている．しかし第1中足骨の内反が生じると，短母趾屈筋，母趾外転筋，母趾内転筋などの筋群，足底腱膜，種子骨などが一塊となって外側に移動し，基節骨は外反・回内する．扁平足を伴っていると第1中足骨は回内しやすいともいわれているが，母趾の回内変形は扁平足による影響だけではなく，種子骨の外側への亜脱臼または脱臼により生じるとされている（図6）．すなわち第1中足骨内反により中足骨骨頭が内方へ偏位することに伴い，種子骨は相対的に第1中足骨骨頭下の関節面から背外側に偏位する．さらに内・外側種子骨間を走行している長母趾屈筋腱および種子骨に付着している短母趾屈筋腱も同時に背外側方向に偏位し，母趾基節骨が回内してくる[5-7]．第1中足骨骨頭下に存在する2つの種子骨の偏位量は，外反母趾の程度を評価する指標としても用いられる．これらの影響により母趾の回内，種子骨の外側亜脱臼，母趾外転筋の底側転位が生じる．

2　外反母趾とアーチとの関係

外反母趾や開張足，足部の扁平化により，足部の縦アーチが低下し，横アーチも拡大していることが多い[8]．また荷重下においては，足関節内反・外反，膝関節内反・外反，股関節内転・外転の関節モーメントが発生し，上行性運動連鎖にてさまざまな連鎖反応が生じる．

1）内側縦アーチ

外反母趾における足部の扁平化を伴う内側縦アーチの低下（図7）において，下腿三頭筋の柔軟性の低下やアキレス腱の硬化を含む踵骨の前方傾斜，および載距突起や舟状骨の下制を確認しておくとよい[9]．特に舟状骨高は重要評価項目の1

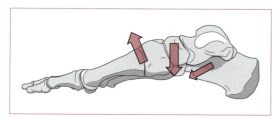

図7　内側縦アーチの低下
内側縦アーチの低下は，後足部外反，踵骨の前方傾斜，距骨下関節回内，舟状骨下制，第1中足骨背屈などにより生じる．

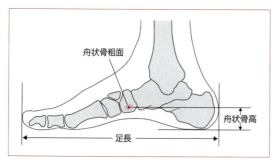

図8　navicular drop test
足底面（床面）からの舟状骨（粗面）の高さを計測する．
臨床的には，非荷重位（座位）と荷重位（立位や片脚立位）との差（沈降度）をみることで，内側縦アーチの形状を客観的に評価できる．
基準値：10mm程度

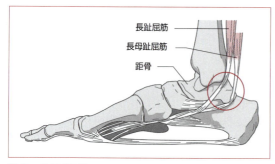

図9　長母趾屈筋
距骨後方を通過する唯一の筋であり，距骨の後方化を防止する．アーチ形成には重要な役割を果たすが，過度な緊張は距腿関節背屈制限にもなりうる．

つといえる（図8）．内側縦アーチ高の低下に関連した足部の回内や後足部外反などのマルアライメントは，足部機能の破綻をきたす．舟状骨高の下制度が大きいと，ミッドスタンス時において足圧中心（center of pressure：COP）の過度もしくは急激な内側移動が生じる．ターミナルスタンスでは下腿三頭筋や足趾屈筋などの筋力が補償機能として作用するため，代償性や非代償性の影響を受けCOPの軌跡は変化に富む．

　長母趾屈筋は内側縦アーチのほぼ全体に広がっており，内側縦アーチの形成に影響を及ぼす．長母趾屈筋と長趾屈筋は，足底にてクロス走行し内側縦アーチの低下を防ぐ構造をしている．そのアーチはターミナルスタンスからプレスウィング時に，ウィンドラス機構として十分に発揮される必要があり，踵が離地することで中足骨骨頭部に荷重が集中し，その反力が舟状骨を伝わって距骨，下腿へと連動する．長母趾屈筋腱の走行は載距突起を下方から支え，距骨の後方にある長母指屈筋腱溝を通過しているため，筋の収縮により舟状骨の下制予防や距骨の後方化を防ぐ機能を果たしており，長母趾屈筋は内側縦アーチの形成に大きく関与している筋肉といえる（図9）．

　母趾外転筋もまた内側縦アーチ全体に及んでいるため，筋収縮させることで内側縦アーチの形成を強めることが可能となる．荷重位において足部の回内をコントロールし，内側縦アーチを保持し，プレスウィング時に第1列を底屈させ第1中足骨骨頭を固定するといった働きがある．第1列の固定性に非常に重要であり，足趾の支持や蹴り出し時に活動している．

　内側縦アーチの低下に踵骨の外反が関与することがあるが，踵骨が外反すると屈筋支帯は伸張されるため，後脛骨筋腱を圧迫してしまい同筋の機能低下を引き起こすことがある．後脛骨筋は距骨の載距突起を支え内側縦アーチの維持における能動的要素として関与するため，内側縦アーチの低下の原因に後脛骨筋が影響している場合，筋力低下によるものか機能低下によるものかは見極める必要がある．

2）外側縦アーチ

　地面と接しているのは，後足部と外側部と前足部であり，内側部は土踏まずとして機能しているため地面とは接していない．そのため接地してい

る各々の部分に支持性がなくなると，内側縦アーチも崩れてしまうことになる．足部のアーチ機能を高めるために非常に重要な役割を果たしているのがそのなかでも外側縦アーチ（図10）であり，その構成に大きく関与しているのが立方骨といわれている．立方骨に付着している短母趾屈筋や母趾内転筋斜頭線椎，その他内転筋横頭線維と短小趾屈筋はアーチ構造に必要なトライアングルを形成している[10]（図11）．このように立方骨を起点に，これらの各筋群の収縮によって内側・外側・横アーチが構成される要因の1つであるといえる．つまりアーチが形成された母趾球荷重を得るためには，立方骨の影響が関与しているということがいえる．

立方骨は外側アーチ構造の要であり，スタンスフェーズにおけるアーチ全体の起点となっているため，アーチの把握をするためにも，立方骨の可動性と偏位を評価する必要がある（図12）．もしも偏位があるならば，リアライメントを図るためのモビライゼーションが必要であり，安定して作用させるためのエクササイズを行う必要がある．立方骨に付着する内在筋を促通すると，立方骨のリアライメントが図れ，安定しやすくなる（図13）．自動運動だと上手にできないことが多いので，最初は他動，自動介助運動で誘導していくと適切な収縮が得られやすい．このようにして，外側アーチ，横アーチが促通されると，機能的なアーチが形成され，歩行だけでなく立位バランスや立ち上がり動作などに，大きな変化をもたらすといえる．立方骨の下制は，距骨下関節回外，踵立方関節の不安定性，踵骨の前方傾斜などによるものが多い．

長腓骨筋は第1中足骨と内側楔状骨を引き寄せることで内側縦アーチを高めるとともに，第4・5列の固定作用と第1列の底屈作用，ショパール関節縦軸に対し回内作用を発揮する．イニシャルコンタクトからミッドスタンスにかけて，踵立方関節を回内させ骨性支持を高め，ミッドスタンス以降に第1列を底屈させ母趾側支持を促す．

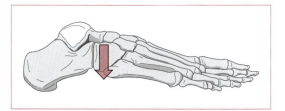

図10 外側縦アーチの低下
外側縦アーチの低下は，後足部内反，距骨下関節回外，立方骨下制などにより生じる．

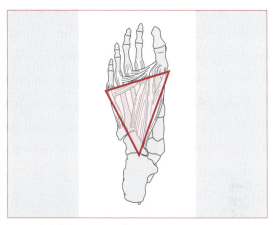

図11 内在筋トライアングル
短母趾屈筋，母趾内転筋，短小趾屈筋の働きにより，足部のアーチに大きな影響をもたらす．

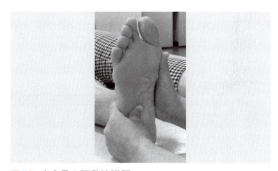

図12 立方骨の可動性評価

小趾外転筋のトレーニングによって，前後方向の重心移動量が減少し，片脚立位の安定性が向上するケースがある．小趾外転筋もまた，外側縦アーチの支持に大きく関与している．内側縦アーチの低下により前足部外反，距骨下関節回内位となり，足部外側への荷重が減少し外反母趾となっ

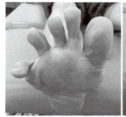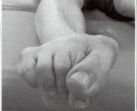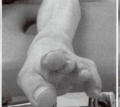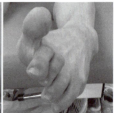

図13 足部内在筋の賦活

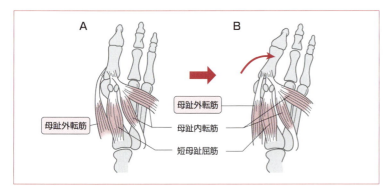

図14 母趾外転筋の屈曲作用
A：第1基節骨の外側偏位のみでは，外転作用．
B：第1基節骨の回内を伴うと母趾外転筋腱の底側偏位が生じ，収縮により母趾屈曲作用が発生する．

ている場合，小趾外転筋は筋活動量減少に伴う廃用性の萎縮を認めることがある．

3）横アーチ

横アーチの低下は，開張足を伴う中足骨骨頭などの下制により判断されるが，リスフラン関節やショパール関節部分での横アーチ，つまり足全体としての横アーチを把握する必要がある．

後脛骨筋腱と長腓骨筋腱は足底部でクロス走行しており，両筋の出力により足根部に対して圧縮力をもたらし内・外側縦アーチが形成され，結果として横アーチが保持されることになる．

横アーチの下制は，第1リスフラン関節内転，立方骨下制，足背の皮膚の柔軟性低下，足部内在筋機能低下などによる．

クリニカル・テクニック
外反母趾による母趾外転筋の機能変更

ここで外反母趾を有する対象者にアプローチする際，筆者が特に注意し着眼している点を紹介する．

第1中足骨が内反してくると，内側種子骨に付着する母趾外転筋は短縮位となり，一方で外側種子骨に付着する母趾内転筋は伸張位となるため，第1基節骨が外側方向へ牽引され，母趾が外反に変形することは先述のとおりである．母趾が外反してくると，外側種子骨に外側方向への牽引力がかかるため，第1中足骨が回内し，内側種子骨は足底側へと偏位してくる．そうなると，母趾外転筋の停止部が底側に移動し，母趾外転方向への筋力は発揮できなくなり，MTP関節の屈曲作用が強くなる（図14）．そのため，保存療法としての母趾外転筋エクササイズは，変形が中等度以下ならば変形の軽減，増悪の防止の効果を発揮するが，重度変形がある場合にリアライメントせずに母趾外転筋のエクササイズを行うと，外反母趾をより助長することにつながりかねないので注意が必要だと考えている．

Ⅱ 外反母趾を有する対象者の動作の特徴を理解する

1 立ち上がりの特徴

　立ち上がるためには，体幹を前傾することによって重心を前方へ移動し，重心線が離殿後の支持基底面である足底の中に入らなければならない．

1）第1相：座位姿勢〜殿部離床まで

　股関節は，頭部が足尖より前に出るまで，または膝関節が前方移動し足尖ラインに並ぶまで屈曲し続ける．下肢は足底で荷重を受けるための準備として，大腿四頭筋や大殿筋，ハムストリングスなどの緊張が高まってくる．そして徐々に足関節が体重を支えながら背屈してくる必要がある．

　外反母趾を呈していると足尖に荷重をかけることができず，身体重心の前方移動は不十分となる．股関節屈曲は動きが止まる頃に体幹の過度な屈曲などによる代償が生じてくる．

2）第2相：殿部離床〜足関節が最大背屈位まで

　股関節の屈曲が止まるタイミングで膝の伸展活動が発生し，殿部が座面から離床してくる．このときに足関節の背屈角度が最大となり，足底は全面接地し，しっかりとした床反力を発生させる．

　外反母趾により足尖での荷重が不十分であると，身体重心が後方化してしまうケースをよく目にする．そのため大腿四頭筋が過剰収縮し，膝蓋大腿関節に大きなメカニカルストレスを発生させてしまい膝関節の疼痛につながることも少なくない．またアーチ低下を伴う扁平足においても足部が回内してしまい，膝関節外反ストレスによる脛骨大腿関節や鵞足部痛を伴うこともある．

3）第3相：足関節最大背屈位〜股関節伸展終了まで

　殿部が浮いてくると距腿関節底屈，膝・股関節伸展，骨盤帯前方移動，頭部後方移動を伴いながら，身体重心が上方移動する伸展活動となる．

　おおよそこの時期まで動作遂行ができていれば，足趾荷重がなくても動作完了できることは多い．しかし，足趾荷重が不十分であることによる重心の後方化は残存しており，そのことによる上行性の運動連鎖が発生し，メカニカルストレスによる疼痛を生じることがある．その原因の1つとして外反母趾が影響している可能性がある．

2 歩容の特徴

1）外反母趾の歩行

　歩行時に主として使用する筋肉は大殿筋，大腿四頭筋，大腿二頭筋，腓腹筋，ヒラメ筋である．また，体重を支えバランスをとっているのは体幹機能であり，全体重が足底部にかかり，身体の前傾に伴って重心が前方に移り，最後に活動する筋である長母指屈筋により蹴り出され歩行動作となる．そのため外反母趾を呈していると長母指屈筋が有効活動できず，歩行が滑らかに行われることが制御される．

　主な特徴として，ヒールコンタクト直後の重心の内側偏位と以降スタンスフェーズ全域にわたる足部全体の回内，ミッドスタンスでの足部回内位による膝の外反モーション，ミッドスタンス以降での膝屈曲増大・足関節背屈の増大，ターミナルスタンスからプレスウィングにかけて，足趾の蹴り出しがみられず，距腿関節の底屈モーションが低下していることが多い．前足部荷重不足が生じることで，前足部での十分な床反力が得られずフォアフットロッカー機能（図15）を活用させることが困難となってくるためと考えられる．

　母趾での支持機能低下とMTP関節部の疼痛を伴うと，多くの症例では蹴り出しを行わないように歩行し，反対側のスウィングが優位に歩行形態を作る．すなわち，疼痛を回避するために障害側の足部は，イニシャルコンタクトからミッドスタ

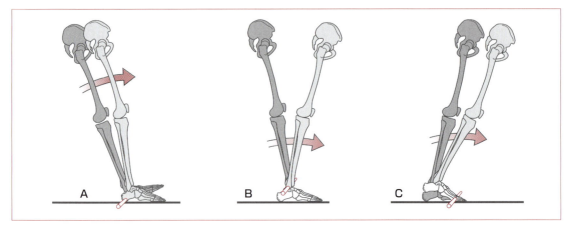

図15　歩行時のロッカー機能
A：ヒールロッカー．踵を回転中心にして足部が前方に回転する．
B：アンクルロッカー．足底が床に接触し，足関節を回転中心として身体が前方に回転する．
C：フォアフットロッカー．踵が浮き上がり，前足部を回転中心として足部が前方に回転する．

ンス時に足部を回外位にして，ターミナルスタンス時に反対側の下肢に転換させるために過回内が生じることも多い．また両側性疾患ともなると下肢・体幹を含めた内旋や左右への重心移動により歩容形態を作る．

ミッドスタンスからターミナルスタンスにかけて，すなわち前足部に荷重がかかる時期に，正常とは異なるCOPの軌跡をとる傾向にある．外反母趾を呈している症例では横アーチや内側縦アーチが低い傾向から，ターミナルスタンスからプレスウィングにかけては，前足部の剛性が保てず前足部が過回内し，前足部内側の圧が高まり，母趾への荷重伝達が困難になることもある．その場合，前足部のCOP軌跡において前足部内側から急激に母趾以外の他趾の方向へと移動することがある．

また，扁平足や開張足を伴っている場合は，ミッドスタンス以降の前方への重心移動が遅れることがある．また体幹部は外側への荷重増大がみられ，重症になるにつれてその傾向は大きくなる．

図16-Aでは足部は全体として回内し，下腿・大腿は内旋して，骨盤帯は前方回旋・挙上，肩甲帯は下制している．テーピングを処方したところ，ミッドスタンス以降の骨盤帯の前方回旋・挙上，肩甲帯の下制が減少しており，外側方向への体幹の崩れも緩和できている．上肢が外転せずリラックスできているのは，この影響と考えられる．ターミナルスタンスからプレスウィング時には母趾球で蹴り出せている．

スタンスフェーズにおける足部の回内，下肢の内旋などを行う歩行形態を常に繰り返すと，ますます外反母趾を助長するとも考えられる．このような歩行形態が矯正されることで，さらなる変形の進行を予防することも可能になると考えられる．

III　理学療法プログラムの実際

日常生活やスポーツ現場において，繰り返してきた動作においてアーチ機能の低下やマルアライメントにより，結果的に外反母趾につながった可能性が高いことから，母趾にのみアプローチするのではなく，足部全体の変形としてとらえて取り組むのが理想と考える．

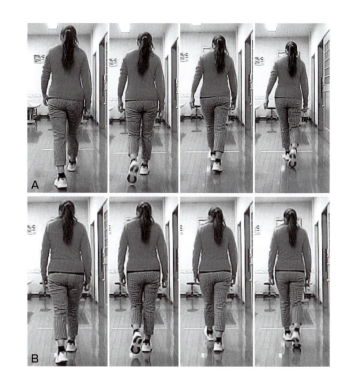

図16 外反母趾の歩容の特徴
A：テーピング前，B：テーピング後．

1）後脛骨筋エクササイズ（図17）

後脛骨筋は内側縦アーチの形成の要として重要な役割を担うため，アーチが低下している場合は強化が必要となる．距骨下関節の回外，後足部外反制御目的に行う．

2）タオルギャザー（図18）

背側骨間筋は虫様筋とともに，ミッドスタンス以降プレスウィング時の足趾の伸展の固定力の維持に関与する．足根中足関節の安定にかかわる中足骨間靱帯にも起始を持っているため，足根中足関節の安定のために協調性や筋力強化が必要となる．タオルギャザーは即時効果が得られにくいが，長期的に行うことで効果的と考えられる．ウィンドラス機構を意識し，MTP関節軽度背屈位で実施するとよい．また，タオルをつかむことで長母指屈筋や長趾屈筋，足部内在筋の強化が図れるが，協調性の強化という観点からは，わずかにタオルを持ち上げる程度での実施が望ましい．また，同肢位で足趾伸展位にて，足趾で床を押しつけるように力を入れると，歩行時のターミナルスタンス

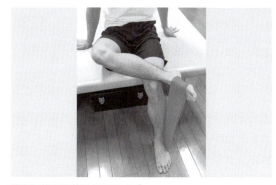

図17 後脛骨筋エクササイズ
股関節外旋位，足関節底屈位で足部の内転運動を繰り返し，後脛骨筋の収縮を促す．前脛骨筋や足趾屈筋群で代償してしまうことがあるため，注意が必要である．

からプレスウィングを想定したエクササイズが実施できる．

トーアップとヒールレイズを同時に行うことで，足趾伸筋群と足関節底屈筋群の協調性を強化が得られやすい．

3）腓骨筋腱のリリース（図19）

ショパール関節が外転位であると，長・短腓骨

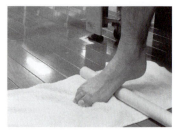

図18 タオルギャザー
しっかりとトゥーアップさせてから，足趾でのつかみ動作，または足趾伸展位での床押し動作を実施する．

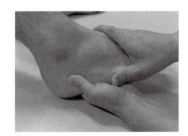

図19 腓骨筋腱のリリース
腓骨筋の走行に沿って圧迫し，足関節の底背屈を行う．

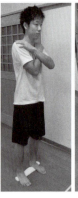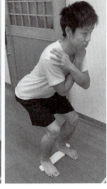

図20 スクワッティング
外側縦アーチの形成を意識し，立方骨部にタオルを挿入し母趾球荷重を促す．

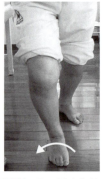

図21 ニーアウトスクワッティング
荷重下でのアーチ機能のコントロール能力の活性化を図る．

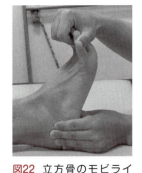

図22 立方骨のモビライゼーション
第4中足骨の近位，第5中足骨底の内側に位置する立方骨の上方モビライゼーション．

筋の過緊張や柔軟性の低下を認めることがあるため，改善が必要となる．

4）スクワッティング（図20）

踵骨の後方傾斜や立方骨の挙上位を意識するため，タオルなどを立方骨部に挿入することで，立ち上がり動作における下肢機能向上を図る．

5）ニーアウトスクワッティング（図21）

距骨下関節やショパール関節を中心に足部の柔軟性が高く，後足部外反や内側縦アーチの低下が大きい場合に，荷重下でのアーチ機能のコントロール能力の向上を図る．膝関節外反を制動しながら外側支持機構の連動を促し，内側縦アーチの挙上機能の向上をねらう．

6）立方骨のモビライゼーション（図22）

各アーチの要となる立方骨に対するモビライゼーションの実施．アーチ機能を高めると同時に足部全体のリアライメントを図る．また，踵立方関節を内転させる方向に押し，反対の手でウィンドラス機構と前足部回内を誘導することで，ショパール関節の中間位誘導を促す．

7）内側楔状骨挙上と回外のモビライゼーション（図23）

内側縦アーチの低下に伴い内側楔状骨が下制，第1中足骨背屈位になっている場合に実施する．内側楔状骨のリアライメントを図るためには，リスフラン関節を挟むように把持して行う背側方向へのモビライゼーションと，楔舟関節を挟むように把持して行う回外方向へのモビライゼーションが有効となる．

8）横アーチに対するエクササイズ（図24）

ボールを把持するように実施することで，足部の内在筋が賦活され，横アーチの形成に影響を与えるねらいがある．

9）母趾内転筋のトレーニング（図25）

第1中足骨の内反（M1-M2角）を制動する筋として母趾内転筋の筋力強化が重要となる．短母趾屈筋を含めた母趾内転筋エクササイズを実施することで立方骨に付着する筋肉を賦活させ，立方骨のリアライメント，外側縦アーチ挙上をねらう．

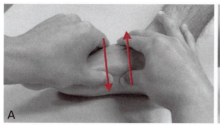
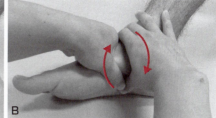

図23 内側楔状骨挙上と回外のモビライゼーション

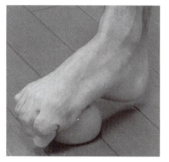

図24 ボールなどを用いた横アーチエクササイズ

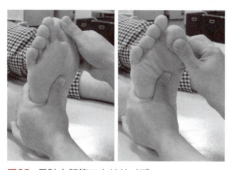

図25 母趾内転筋エクササイズ
前足部横アーチを徒手的に誘導しながら，母趾内転筋の賦活を図る．最初は他動運動から誘導していくとよい．

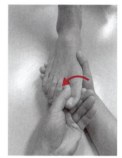

図26 第1中足骨回外のモビライゼーション

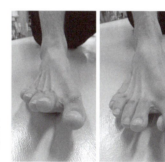
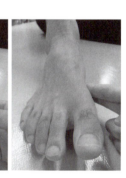

図27 母趾外転筋エクササイズ
外反母趾では，運動を促すと母趾底屈を伴うことが多い．まずは他動運動にて運動方向の学習をしっかりと行っていく必要がある．また，母趾外転筋に対し圧刺激を入力すると，出力が発揮されやすくなる．

10）第1中足骨のモビライゼーション（図26）

第1中足骨の回外を誘導し，リアライメント，足部内在筋の柔軟性向上を図る．母趾モビライゼーション，マニピュレーションなどの他動運動は除痛効果につながりやすいといわれている．

11）母趾外転筋エクササイズ（図27）

第1中足骨が回内位にあると，母趾外転筋は底側へと位置し，その活動性は屈曲作用として働いてしまうため，第1中足骨のモビライゼーション後に行うとよい．第1基節骨の外転（HV角）を制動する筋として強化が必要となる．軽～中等度の外反母趾に対して行うとHV角が改善するといわれている．

12）Hofmann体操（図28）

外反母趾の進行を抑制するための有名な運動の1つである．ゴムバンドを使用した他動運動であり，HV角の改善，MTP関節の可動性の向上を図る．両母趾にゴムバンドを巻き，左右の踵部をつけ，ゴムバンドの作用により，HV角が正常となる範囲まで足部の外転運動を実施．ゆっくりと戻

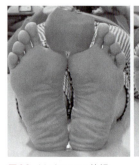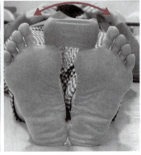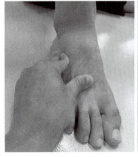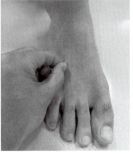

図28 Hofmann体操
踵部を離さず，HV角が正常となる範囲まで足部の外転運動を実施する．ゆっくりと戻していく動作を繰り返す．

図29 足背部の皮膚リリース
皮膚をつまみ，中足骨から引き剥がすように滑らせる．皮膚をつまみ上げながら，足趾の屈曲運動をすることも効果的である．

していく動作を繰り返す．

13）足背部の皮膚リリース（図29）

モビライゼーションや筋肉の賦活でもアーチ機能の向上が進まないことはよくある．変形の程度やマルアライメントの程度にもよるが，皮下組織の滑走性の低下が阻害していることも少なくない．各アーチの要となる部位の皮膚の柔軟性を評価し，滑走の向上を図る．

14）下肢筋群のリリース（図30）

膝関節伸展時に下腿の外旋が増強している場合，距腿関節において背屈制限をきたし，荷重時に前足部の過回内を助長していることがある．外反母趾のさらなる進行につながるため，対策が必要となる．そのためにも下腿の内旋可動域の向上，膝関節外反ストレスの緩和，距腿関節の背屈可動域の改善を図るとよいと考えられる．

15）足部への感覚入力（図31）

動作は，体性感覚の情報を脳へとフィードバックして起こるとされている．つまり唯一地面と接地している足底は，環境を感知するセンサーであるという観点から，感覚入力を重要視するアプローチを考慮するのが望ましい．骨アライメントだけの評価やアプローチでは，構造を変えることは容易ではない．歩行は抗重力下にて接地することで，身体重心に対する床反力により筋発揮される．そのことを想定しながら，まずはベッド上での非荷重位での刺激入力が重要となる．対象側の下肢を挙上させ，踵に長軸方向に圧刺激を与える．つまり荷重位と非荷重位とでは，臥位と立位との違いはあるもののイニシャルコンタクトと同じ刺激を再現していく．このように非荷重位での刺激であっても，適切な圧刺激を入力するとイニシャルコンタクトで働く腸骨筋が賦活できる．正しく活動が促通されているかどうかは，骨盤が腸骨筋に引っ張られ前傾への動きが感じ取れる．

16）テーピング（図32）

母趾外反変形の保存療法の多くは変形の矯正，予防といった観点からテーピングなどを用いることが多く，軽～中等度の外反母趾に対して行うと効果的である．リアライメントにより，荷重時の姿勢制御やCOPの修正，床反力の効率化を図ることができる．

17）足趾へのパッド処方（図33, 34）

足趾配列や把持機能を考慮し，パッドを挿入することで前足部機能の向上につながる．また，足部全体として運動機能を重視した骨関節誘導を考慮したインソールは非常に効果的と考える．そのため足趾だけに着眼するのではなく，立位姿勢や痛みを伴う立ち上がりや歩行といった，各動作において必要となる後足部・中足部機能を高めるために，アーチサポートを行うとよい．

徒手にて中足骨や基節骨の骨間を圧迫し，足趾の配列が整う部位を探り，同部位に合うようパッド（シート）を切り，両面テープで中敷きに貼付

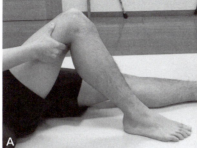
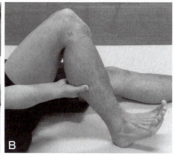

図30 下肢筋群のリリース
A：腸脛靱帯や大腿二頭筋を圧迫しながら，膝関節の屈伸運動を繰り返す．
B：下腿三頭筋や腓骨筋を圧迫しながら，足関節の底背屈運動を繰り返す．

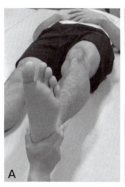
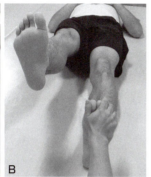

図31 下肢筋群のリリース
A：下肢挙上位で踵より長軸方向に圧刺激を加え，イニシャルコンタクトを想定した筋連鎖を促通する．
B：対側下肢挙上位で対象側の前足部より長軸方向に圧刺激を加え，ターミナルスタンスを想定した筋連鎖を促通する．

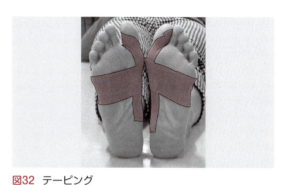

図32 テーピング
HV角やM1-M2角のリアライメントを図ったテーピング．前足部横アーチ部分へのパッド挿入によりさらに効果的となる．

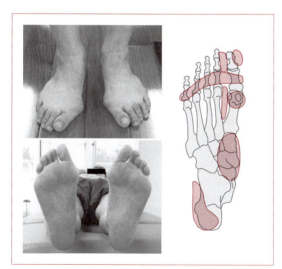

図33 足趾配列を考慮したパッド挿入
足趾の配列を整えることで，足趾の把持機能などが向上することが多い．外反母趾など足趾の変形をきたしている場合に，必要となるケースが多い．

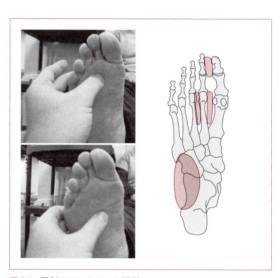

図34 足趾アライメント調整

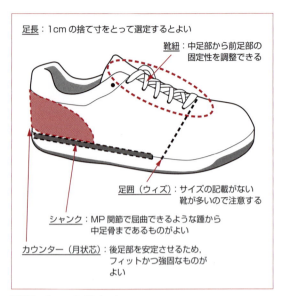

図35 チェックポイント

する．

18) 靴（図 35）

　靴指導が外反母趾の疼痛を軽減させることや変形の進行を防止するといった効果を明確に示す質の高い，あるいは中等度の質のエビデンスは，過去の研究でもあまり認められないといわれている[1]．しかし，ハイヒールやパンプス，または先の細い靴の着用が外反母趾の発症や増悪因子であることから，靴を選ぶ際，MTP関節内側部のバニオンへの圧迫や，足趾の運動を妨げないような先の幅広いものでかつ柔らかい素材，またヒールは低めのものを使用するといった指導を行うことは，外反母趾の程度にかかわらず疼痛対策として考慮すべき点と考える．

おわりに

　外反母趾を有する対象者への理学療法は，まだまだ不明瞭な点が多く，種々のエビデンスにもばらつきは多い．X線撮影により障害程度が分類でき，有痛性外反母趾対象者に対しては，軽〜中等度障害において，運動療法やテーピング，装具療法や靴指導を行うことで，HV角が減少し疼痛緩和効果を得られるといわれている．しかしその持続効果にも限界があるとされており，適宜理学療法評価を繰り返し，アプローチを変更していく必要があると示唆される．また，重度障害では手術などの検討が必要となってくる．いずれにおいても足部全体としての疾患ととらえ，外反母趾がもたらす動作中の影響をしっかりと観察し，アプローチを修正していく必要があるといえる．

文献

1) 日本整形外科学会診療ガイドライン委員会／外反母趾ガイドライン策定委員会：外反母趾診療ガイドライン，南江堂：5-137，2008
2) Hardy RH et al：Observations on hallux valgus：based on a controlled series. J Bone Joint Surg 33B (3)：376-391, 1951
3) Van Beek C et al：Mobility of the first ray. Foot Ankle Int 32 (9)：917-922, 2011
4) Grebing BR et al：The effect of ankle position on the exam for first ray mobility. Foot Ankle Int 25 (7)：467-475, 2004
5) Antrobus JN：The primary deformity in hallux valgus and metatarsus primus varus. Clin Ortop (184)：251-255, 1984
6) 清水新悟ほか：外反母趾角を短期間で改善させるための足底挿板療法の試み　外反母趾角の改善が得られた1症例を通して．理学療法学 36 (6)：329-335, 2009
7) 奥田龍三：外反母趾の解剖と病態．Monthly Book Orthopaedics 29 (4)：7-15, 2016
8) 内田俊彦ほか：外反母趾と踵骨外反角について．日本足の外科学会誌 13：195-197, 1992
9) Komeda T et al：Evaluation of the longitudinal arch of the foot with hallux valgus using a newly developed two-dimensional coordinate system. J Orthop Sci 6 (2)：110-118, 2001
10) 山本尚司：足部からみたスポーツパフォーマンスへのアプローチ．Sportsmeddicine 144：18-21, 2012

後脛骨筋腱，腓骨筋腱の障害
―足部・足関節の機能的特徴を踏まえ介入する

瓜生 玲子，橋本 雅至

筋への機械的負荷を軽減するための着眼点

▶ 筋の機能と障害発生メカニズムについて理解する．
▶ 筋による姿勢制御とメカニカルストレスの関連を探る．

　後脛骨筋，腓骨筋群は，それぞれ足部の内反，外反の主動作筋であるとともに足部のアーチを補助し，姿勢制御に関与する．よって，同筋へのメカニカルストレスを軽減するには，足部のみでなく姿勢観察などから全身との関連を評価し，治療する必要がある．

I 筋の機能解剖と障害発生メカニズムについて理解する

1 筋機能と障害発生メカニズムの概要

　後脛骨筋と腓骨筋群はそれぞれ足関節の内側および外側を通り，足根骨や中足骨に停止する．距腿関節，距骨下関節，横足根関節（ショパール関節），中足趾節関節と，多くの関節運動に関与し，さらにその走行や付着から足アーチを保持する機能を有する．足アーチにはトラス機構，ウィンドラス機構という2つの機能があり，足部はこれらの機能により，歩行において接地時の衝撃緩衝を行うための柔軟性と蹴り出し時の力の伝達を行うための剛性を併せ持っている．両筋は，それらの足アーチ機能に対し非常に重要な役割を担っているとされる[1]．しかし，何らかの要因で足アーチの構築学的かつ受動的機能の一部が破綻することで，能動的機能である両筋への依存度が増大し過活動が生じることがある．その繰り返しの負荷が両筋および腱組織へメカニカルストレスとして積み重なることで，障害へと進展してしまう．

2 後脛骨筋の機能

1）機能解剖

　後脛骨筋は下腿の後面から起こり，腱は内果の後方を下降し，内果最下端部で前方に方向を変え，ばね靱帯の内下方を通り，舟状骨にいったん停止する．その後，分枝して載距突起，内側・中間・外側楔状骨，立方骨，第2〜4中足骨基底部の足底面に停止する[2]．足部の底屈・内転・回外の主動作筋であり，内側縦アーチを保持する機能を有している．また，広く中足骨と足根骨に付着することで，前足部の安定性にも関与する[3,4]（図1）．したがって，アーチ構造の一端を担う後脛骨筋腱が障害されると，結果的に縦アーチ，横アーチと

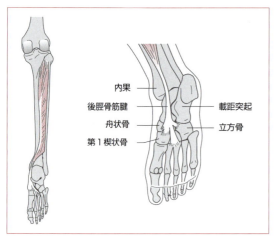

図1　後脛骨筋の走行と付着部

もに破綻する[2].

2）歩行時の筋機能

後脛骨筋は歩行時，他の多くの回外筋よりも長く，立脚相の足底接地の直前から踵離地までの間，活動する．足底接地直前から立脚中期までは回内運動中の後足部を減速し，必要であれば低下する内側縦アーチの制御を補助する．踵離地期以降で舟状骨を内転・底屈させ，距骨下関節を介し間接的に踵骨を内反させ，ショパール関節をロッキングし，体重を支える硬い足を作る[2]．また，踵離地以降の蹴り出し期においても足関節の底屈を補助する機能を有する[5]．

3　後脛骨筋に関連する障害と発生メカニズム

1）シンスプリント

後脛骨筋の障害の1つとして，後部シンスプリントがある．ランニング障害としても知られ，起始部である脛骨内側中下1/3のやや広い範囲での運動時痛，圧痛を認める．足部の回内接地に伴う内側縦アーチの低下によって，ヒラメ筋や後脛骨筋が過伸張や過収縮することが原因で生じる[6]ものとされる．内側縦アーチの指標となるショパール関節の回内運動は，距骨下関節の回内によって増大するため，足部の評価やアプローチは後足部・中足部とも必要である．

2）後脛骨筋機能不全（posterior tibial tendon dysfunction：PTTD）

PTTDは，急性外傷，力学的オーバーユースや全身性疾患に続発する滑膜炎や腱変性に伴う後脛骨筋の筋力低下，後脛骨筋腱の機能不全や疼痛がある状態と定義される．発生の骨性因子としては外脛骨との関連があり，軟部組織性因子としては，ばね靭帯損傷との関連を示す報告がある[7]．血行性因子では，内果の約1cm遠位で，約15mmにわたって血管分布の少ない領域があり，この部位が何らかの原因で血行不良に陥り，腱が壊死，断裂を起こすに至る[1, 7]．急性外傷性因子では，外傷後から後脛骨筋腱に沿った疼痛が継続した状態で徐々に腱の変性が進行した例が報告されている[7]．これらの因子によって後脛骨筋腱が機能しなくなり，ショパール関節がロックされない状態，すなわち，足部の剛性が低い状態となる．この状態が長期にわたると，足底や三角靭帯を含む足部足関節内側の靭帯機能が次第に破綻し，筋収縮が変形増悪因子となり，扁平足へと進展するとされている[2, 7]．

4　腓骨筋の機能

1）機能解剖

長腓骨筋は下腿外側の近位1/3から起こり，外果の後方を通り内側楔状骨および第1中足骨底に停止する（図2）．足部の底屈，外反筋（内側縦アーチは低下する方向）であり，外側縦アーチを引き上げる機能を有する．また，立位では第1中足骨の近位部を引き上げることで内側縦アーチの保持を補助する役割がある（図3）．このとき，第1中足骨を外側から引くことで，中足骨全体を固定し，前足部の安定性にも関与する．また，長腓骨筋腱の牽引時に横アーチが高まり，さらにその作用は後脛骨筋腱の牽引が伴うと強まるとさ

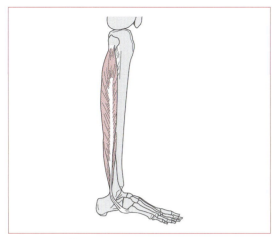

図2　長腓骨筋の走行

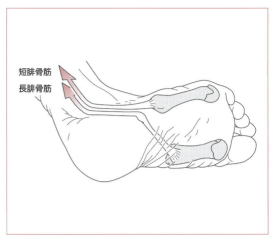

図3　長腓骨筋の作用（第1中足骨の引き上げ）

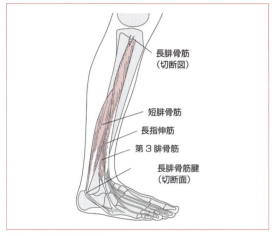

図4　短腓骨筋の走行

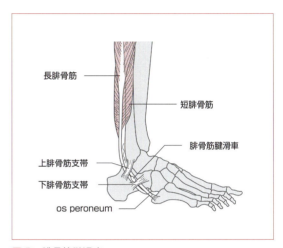

図5　腓骨筋腱滑車

れている[1]．

　短腓骨筋は腓骨外側面の遠位2/3から起こり，長腓骨筋と並走し外果の後方を通って第5中足骨粗面に停止する（図4）．足部の外転主動作筋であり，底屈・外反筋でもある．さらに長腓骨筋と同様，外側縦アーチを引き上げる機能を有する．

　腓骨筋腱は外果後方レベルでは1つの腱鞘内に短・長腓骨筋の両腱が存在するが，腓骨筋腱滑車部では別々の腱鞘に二分される．腓骨筋腱滑車は踵骨の外側面で短と長腓骨筋腱の間に2つの腱を分けるように存在し，長腓骨筋腱が底側へ方向を変える際の支点として働く（図5）[2]．

2）歩行時の筋機能

　歩行時，腓骨筋群は立脚中期前半～足尖離地の手前まで作用する．立脚中期前半には長・短腓骨筋の協働により足根骨を固定し，中期後半には長腓骨筋の作用により中足骨が固定され，推進期における荷重負荷機能（すべての荷重を受け，強い剪断力を受ける機能）を果たすための安定性を得る．踵離地以降，長腓骨筋は推進機能としての足関節底屈を補助し，短腓骨筋とともに過剰な足部内反の抑制に役立つ．さらに，踵の挙上につれて，前足部の外側から内側への体重移動を補助し，対側下肢の立脚相初期の開始に役立つとされる[4]．

5 腓骨筋に関連する障害と発生メカニズム

1）腓骨筋腱鞘炎および腱炎

運動などによるオーバーユースによって発症する．外側靱帯損傷などによる足関節不安定性が関与していることが多い．外果の後方から下方に圧痛と運動時痛を認める．長腓骨筋腱は，腱性部が長く，外果下から腓骨筋滑車，立方骨トンネルと急なカーブを描く部分が多く，脱臼や狭窄性腱鞘炎を起こしやすい．また，その停止位置から，足の母趾列の弛緩性により引き起こされることもある．この場合は第1中足骨の強制背屈により疼痛を生じる．短腓骨筋腱の障害である第5中足骨付着部炎は，陸上競技やサッカーなどで，靴による圧迫が原因で発症する．

2）腱の変性や損傷

短腓骨筋腱は，外果の後方で長腓骨筋による後方からの圧迫を繰り返し受けることや，腱の一部が外果に乗り上げるような亜脱臼を生じた際，骨の隆起を乗り越える動きを反復することで腱に縦断裂を引き起こすとされている[2]．

II 筋による姿勢制御とメカニカルストレスの関連を探る

足部アライメントが要因となるメカニカルストレスを推察するだけではなく，疼痛の発生する姿勢や動作における頭部・体幹・骨盤・各下肢分節の肢位（全身アライメント）と身体重心位置および足圧中心の関係を考察し，全身性にメカニカルストレスの要因を追及していくことが重要となる．そのため，体幹や下肢運動機能の評価も含め，障害の原因を検証していくことが，両筋群へのメカニカルストレスの軽減に必要な治療プログラムに直結すると考える．

1 後脛骨筋へのメカニカルストレスの要因

後脛骨筋へのメカニカルストレスの要因は，足アーチの静的支持機構である靱帯組織の破綻や足部内在筋の機能低下などに伴う，内側縦アーチまたは横アーチの低下である．これを抑制するため，動的支持機構である後脛骨筋腱に負担がかかる．したがって，内側縦アーチ，横アーチの保持が治療として必要となる．

踵骨傾斜角や舟状骨高は，静的支持機構が機能しているかどうかの目安になる．踵骨が外反位を呈していれば後足部レベルの，舟状骨高が低下していれば中足部レベルの内側縦アーチが低下していると考えられる．

力学的な観点では，荷重下において床反力が足関節の外側を通る場合，足関節には外反方向への回転モーメントが発生する．それと平衡を保つために内力として内反方向への関節モーメントが発生することとなり，内反（回外）筋である後脛骨筋の筋活動が増大することとなる．さらに，同時に内側縦アーチの下降を伴う回内運動を繰り返す場合，アーチ保持に貢献する同筋が過剰に活動することが必要となることでメカニカルストレスになると考えられる．また，足部における床反力作用点は身体重心の位置に影響を受ける．身体重心は上半身重心と下半身重心の中点にあることから，それぞれの位置を観察する必要がある．例えば，片脚立位を保つ場合，頭部を含めた上半身が足部より外側に位置し，骨盤部が側方に移動していなければ，足部は回内により支持基底面を内側に移動させ，その支持基底面内に身体重心を位置させなくてはならない（図6）．よって，姿勢・動作を観察するなかで全身アライメント，各関節と身体重心，足圧中心と床反力について分析し，障害の原因となるメカニカルストレスを推察していくことが重要となる．

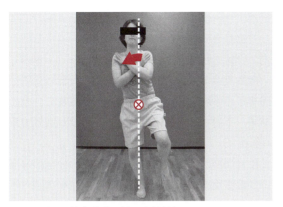

図6 重心の外方移動に伴う姿勢制御

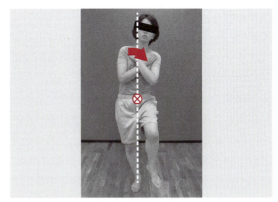

図9 重心の内方移動に伴う姿勢制御

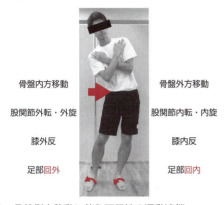

図7 骨盤側方移動に伴う下行性の運動連鎖

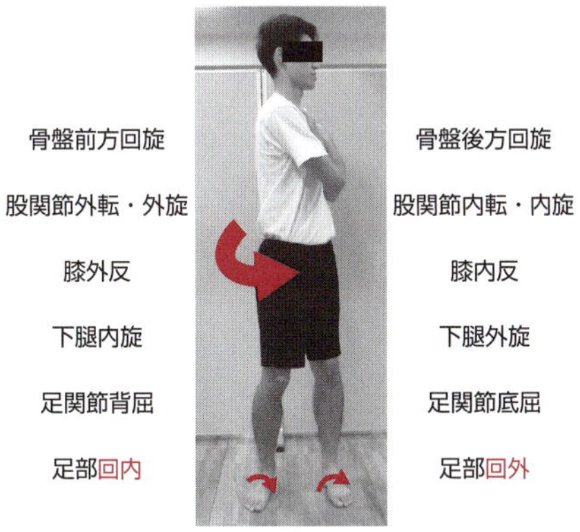

図8 骨盤回旋に伴う下行性の運動連鎖

また，運動連鎖の観点では，体幹および骨盤の傾斜や回旋から下肢関節に下行性に運動が波及し，その結果，下腿骨-距骨-踵骨を介して足部が回内する（図7，8）ことがある．

2 腓骨筋群へのメカニカルストレスの要因

足部局所においては，外果後方，外果下〜踵骨の腓骨筋滑車部分における圧迫が要因の1つである．長腓骨筋においてはさらに，立方骨や第1中足骨近位部分の弛緩による下制なども要因となると考えられる．したがって，足部の過度な背屈や回外による腱部の伸張，立方骨や足の母趾列の弛緩に対する治療が必要となる．また，外的因子として履物による圧迫の有無も確認する必要がある．

後足部は踵骨が内反し，中足部の舟状骨高が高くショパール関節の回内の柔軟性が不足していれば，回外による腱部の伸張が生じると考えられる．回外の強い足部では，歩行の踵離地以降，足部の柔軟性低下により足底外側から内側への足圧中心の移動が乏しくなるため，それを補償しようと筋の活動性が増大すると考えられる．逆に，回内足であっても後足部の外反に伴い距腿関節は背屈しやすく，踵立方関節や母趾列も弛緩しやすいため，こちらも長腓骨筋腱を含め腱部の伸張が生じると考えられる．

力学的な観点では，荷重下において床反力が足関節の内側を通る場合，足関節には内反方向への

回転モーメントが発生する．それと平衡を保つために内力による外反方向への関節モーメントが発生することとなり，外反（回内）筋である腓骨筋群の筋活動が増大することとなる．さらに，同時に内側縦アーチが高く，足部が回外位を呈し小趾球荷重となっている場合，母指球荷重を促すため同筋群が過剰に活動することが必要となることでメカニカルストレスになると考えられる．また，前述の後脛骨筋同様，足部における床反力作用点が身体重心の位置に影響を受けることが考えられる．片脚立位を保つ場合，頭部を含めた上半身が足部より内側に位置していれば，足部は回外により支持基底面を外側に移動させ，その支持基底面内に身体重心を位置させなくてはならない（図9）．

運動連鎖の観点では，体幹および骨盤の傾斜や回旋から下肢関節に下行性に運動が波及し，その結果，下腿骨-距骨-踵骨を介して足部が回外する（図7，8）ことがある．

腓骨筋群は，長腓骨筋と短腓骨筋の停止部の違いから作用が異なる点もあるため，過剰な回内・回外がどちらもメカニカルストレスを生じる要因となりうることを考慮する．

III 理学療法プログラムの実際

1 消炎鎮痛処置

荷重のみでも疼痛が生じる場合，または収縮時痛が強く運動が困難な場合は，疼痛局所の炎症症状を確認し，その病態に合わせて超音波や電気刺激，温熱・寒冷療法などを用いて炎症の鎮静化を促す．オーバーユースが原因であれば，慢性的なメカニカルストレスを低下させる必要があるため，姿勢制御機能や全身アライメントを動的に評価，アプローチすることを並行して実施することで早期改善につながる．明らかな外傷であれば，腫脹を抑制し，炎症を早期に引かせるための RICE 処置が必要である．損傷した組織の回復段階に合わせた理学療法プログラムの実施が必須となる．急性期を脱し，亜急性期〜回復期では，筋を中心とした軟部組織の循環改善を目的とした温熱療法および電気刺激療法を実施する．さらに，後述するテーピングによる関節誘導や筋機能のサポート，インソールによるアライメント調整が，メカニカルストレスの軽減に有効である．

2 筋力・筋機能トレーニングおよび再教育

1）非荷重下でのトレーニング

急性期の炎症症状が鎮静化され，主治医よりトレーニングの許可が出れば，軽負荷の運動から開始する．まずは，徒手による関節誘導と筋の収縮時痛，伸張時痛を確認し，疼痛が再現されなければ，段階的に負荷を上げて求心性，等尺性，遠心性へと収縮形態を変化させていく．

次に，ゴムバンド（チューブ）を用いた抵抗運動を行う．下腿を固定した状態で，距腿関節，距骨下関節の運動による内反・外反運動が起こっているかどうかを確認する．股関節の内旋・外旋による代償を抑制するため，下腿回旋の動きが先行していないか，膝が動いていないかを観察する（図10）．足関節底屈運動は，当該筋は補助として作用する．主動作筋である下腿三頭筋の筋力低下があれば，当該筋に負担がかかる可能性が高い．下腿の前傾を制御する作用が低下し，足関節背屈が強制されることで腓骨筋には伸張負荷が加わる．また，距骨下関節の回内による内側縦アーチの低下が繰り返されることで後脛骨筋には伸張負荷が加わる可能性があるため下腿三頭筋の筋力低下も

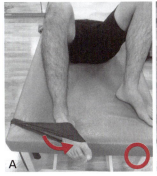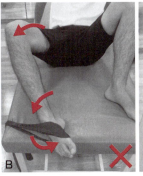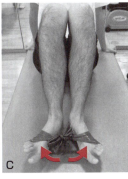

図10 後脛骨筋,腓骨筋のチューブトレーニング
A:後脛骨筋のトレーニング
B:下腿,股関節の回旋による代償が認められる
C:腓骨筋のトレーニング

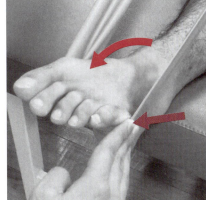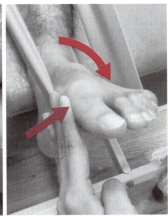

図11 後脛骨筋,腓骨筋のチューブトレーニング
抵抗運動時,最大底屈した状態で内外側から抵抗をかける.

十分に改善しなければならない.
　また,最大底屈位を保持した状態で母趾側および小趾側からの徒手抵抗に対する足関節内反・外反筋群の等尺性収縮トレーニングも有効である(図11).
　後脛骨筋および長腓骨筋は前足部の横アーチを補助する機能も有しているため,剛性の低下した足部や足部内在筋の機能低下をきたした足部において,両筋が代償的に過活動を強いられる場合がある.よって,過度な筋活動を減じるために,タオルギャザーや足部内在筋のトレーニングが必要となってくる(図12).

2) 荷重下でのトレーニング
　荷重下では,体重負荷を利用した筋力強化トレーニングを実施し,姿勢制御や動作を遂行するために必要な筋力および筋機能の改善を図る.動作中に必要な筋収縮形態としては主に遠心性収縮が重要であるため,ヒールレイズを用いることが多い.座位でのヒールレイズから開始し,立位での板を用いた前足部保持→両脚ヒールレイズ→片脚ヒールレイズ(図13)へと負荷を段階的に上げていく.最大底屈位では,下腿三頭筋の収縮力は低下するため,後脛骨筋と長腓骨筋の強化を狙う場合は最大底屈位まで十分にヒールアップさせることが重要となる.最終的には,膝関節屈曲位でのヒールレイズを前足部支持で行い,ヒールダウン相(遠心性収縮相)で足関節を背屈位になるところまでダウンさせ,さらに最大ヒールアップを行う運動を繰り返す(図14).注意点としては,母趾球と小趾球への荷重を意識し,クロウトゥによる足趾屈筋群の過剰な収縮(図15)は抑制する.また,底屈筋力が低下している場合,小趾側へ荷重することがあるため,足裏の見え方などを確認し指導する(図16).関節の不安定性など構造的

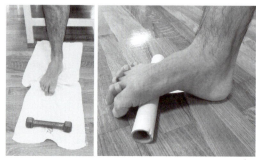

図12 足趾,足内筋のトレーニング
中足趾節関節の屈曲により,足アーチを高める.

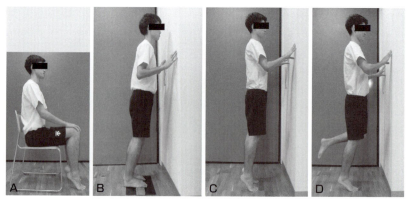

図13 下腿後面筋のトレーニング
A:座位.
B:前足部支持.重心を前方に移動させると,底屈筋に対する負荷が増大する.
C:両脚支持.前方への体重移動による回転運動で代償できるため,骨盤の前方移動を抑制する.
D:片脚支持.Cと同様.

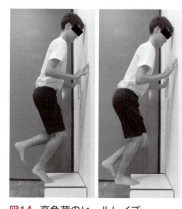

図14 高負荷のヒールレイズ
膝屈曲位,前足部支持.最大底屈位と最大背屈位までのヒールダウンを反復する.ヒールダウンはゆっくりと,スピードをコントロールする.

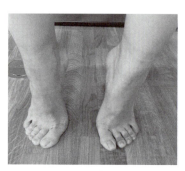

図15 ヒールレイズ時 足趾屈筋による代償

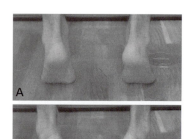

図16 ヒールレイズ時の足裏の見え方
A:ストレート
B:外側荷重(回外)

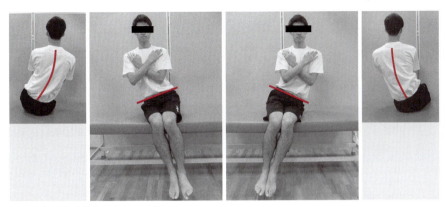

図17 座位体重移動トレーニング
骨盤の傾斜，体幹のCカーブが出ているかを，前方，後方から観察する．

にむずかしい場合は，テーピングやインソールパッドによるアライメント補正を行った状態で実施することでトレーニング効果を高めることができる．

3）姿勢制御トレーニング

筋力強化と並行して，荷重下での姿勢制御機能の改善を図る．後脛骨筋，腓骨筋群の過活動による負荷を減じるためには，足部周囲のアライメントや筋機能だけではなく，全身アライメントや身体重心位置，足圧中心などを考慮したみかたが必要となる．足部のアライメント異常や機能低下によって両筋へ過度な負荷をかけている場合もあるが，体幹や股関節の機能異常による下行性の運動連鎖なども関与していることが多い．そのため，足部周囲の局所機能の評価および機能改善を図るだけではなく，"全身の姿勢制御機能として関与する可能性のある足部周囲の局所機能の評価および機能改善を図るだけではなく，全身の姿勢制御機能として関与する可能性のある股関節・体幹機能の支持機能や，下肢各関節周囲筋の協調性など，多角的な機能評価が必要となってくる．多角的な機能評価が必要となってくる"．そこで，荷重下での姿勢制御を考慮したトレーニングとその注意点について紹介する．

クリニカル・テクニック
姿勢制御に必要な足部以外のトレーニング

荷重下での姿勢制御機能の低下は，足部以外の運動機能が関与していることも多い．ここでは，姿勢制御機能に関する体幹・股関節の評価方法について紹介する．

① 座位体重移動トレーニング（図17）

下肢の支持機能を除外した状態で，体重移動と支持に必要な体幹機能が備わっているかどうかを確認できる．坐骨からの感覚入力によって体幹筋の収縮が促されるため，坐骨支持を意識し，坐骨から逸脱するため体重を移動させなくてよい．側方への体重移動は，骨盤の側方傾斜が出せるか，骨盤の前後傾中間位を保てるか，脊柱のCカーブ（立ち直り反応）が出るか，片側の坐骨に荷重した状態で姿勢を保てるかなどが観察のポイントとなる．しかし，外観が良好であっても内在機能が促通されているかどうかが不明なため，体重移動時における腹斜筋の筋収縮感などを触診にて確認することも重要である．また，脊柱のCカーブが促せない場合，脊柱側屈の可動性や脊柱後彎アライメントの修正などトレーニング前の準備も必要となる．

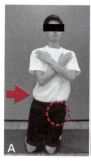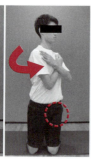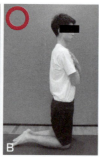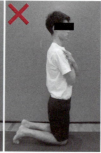

図18　ニーリング（kneeling）
A左：体重移動側の股関節は内転・内旋位で支持.
　右：体幹回旋側の股関節は内旋位支持. 過度な骨盤の後退, 後方回旋は抑制する.
B左：足関節底屈位.
　右：足関節背屈し, 足趾で支持することで基底面を広げた状態. 股関節の機能をみる場合は抑制する.

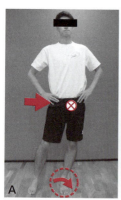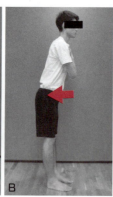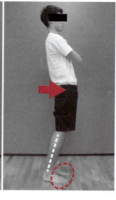

図19　立位体重移動トレーニング
A：側方移動. 骨盤の側方移動に伴い重心が外方へ移動する場合, 足部は回外する. 足部外側への荷重と支持が可能か確認する.
B：前後移動. 頭部の移動は少なく, 骨盤の前後移動を行う. 特に前方へ移動した際の前足部への荷重と支持, 下腿前傾が可能か確認する.

② ニーリング（kneeling）（図18）

　足部, 下腿の支持機能を除外した状態で, 体重移動と支持に必要な股関節, 体幹機能が備わっているかどうかを確認できる. 体重の側方移動に関しては, 股関節の内転・外転運動が生じるか, 骨盤は水平位を保てるか, 体幹の正中位を保てるかなどが観察のポイントとなる. 体幹回旋に関しては, 回旋側の股関節が内旋位で支持できるか, 骨盤の過度な後方回旋や後退が生じないかが観察のポイントとなる. 足関節背屈位で足趾を接地すると足部の支持が関与するため, 股関節・体幹機能をみるには足関節は底屈位がよい. 変形性膝関節症など, 膝蓋大腿関節の圧縮による疼痛を生じる可能性がある場合は実施を避ける.

① 立位体重移動トレーニング（図19）

　足部における立位での姿勢制御は, 主に回内・回外運動によって行われるため, 体重移動トレーニングにおいて, 距骨下関節, ショパール関節の回内・回外の可動性を確認する必要がある. 制限を認めた場合, 体重移動トレーニングに先駆けて可動域訓練を実施する. 可動域が改善されたら, あるいは可動域の改善が困難と判断した場合はそれを把握したうえで, 静止立位から側方, 前後への体重移動トレーニングを行う. ここでのトレーニングの目的は, 両脚支持→片脚支持→歩行へと進めていくにあたっての足部の動的な支持性および可動性の向上, 運動連鎖の促通である. そのため, 側方への体重移動は骨盤の直上に上半身重心を保持した状態で実施し, 基本的には移動側の足部回外に伴う外側荷重と支持を促す. このとき, 足部の過回内によって障害が生じているケースは, 距骨下関節回内位, 踵骨外反位をとっている場合が多いため, 下腿骨を含めた後足部アライメント調整が重要となる. 過回外によって障害が生じているケースは, 足部の回内運動が制限されている場合が多く, 骨盤の外側移動がわずかであるため,

足部の回内運動を引き出し，足底内側方向への体重移動を促す．そうすることで骨盤の外側移動が促通される場合がある．前後への体重移動は，頭部の位置を大きく動かさずに体重移動できるよう促す．このとき，特に前方移動の際に足趾を含む前足部で支持できるか，下腿の前傾を制動できるかどうか観察する．下腿後面筋の機能を代償する足趾屈曲が過剰に生じないよう，また長母指屈筋に負荷がかかる過剰な内側（母趾球）への荷重が生じないように注意する．

上記により，身体重心の移動に伴う足圧中心（COP）の移動を，足部の過剰な回内・回外を伴わずに制御できたら，片脚立位保持のトレーニングに移行する．

② 片脚立位保持

支持基底面が狭まり，後足部アライメントや足部のわずかな回内外運動による姿勢制御能が要求される．加えて下肢・体幹の支持性も必要になる．体幹や骨盤の傾斜，上半身重心あるいは身体重心の移動に伴う足部の動きを観察し，確認する．疼痛なく，安定して姿勢の保持が可能であれば，必要に応じて支持脚以外の上下肢運動やキャッチボールなどの外乱を加え，難易度を上げていく．

③ 立位振り向きトレーニング（図20）

下行性の運動連鎖を利用し，振り向き荷重した側の足部回外を誘導し，足部外側に荷重できるか確認する．疼痛の消失，安定性の向上，荷重量や体幹および頸部の回旋量に左右差がないことを改善の目安とする．しかし，足部運動の左右差をなくすのは構造的に難しい場合もあるため，その点は評価に基づいて考慮する．

④ 両脚スクワット

立ち上がりやしゃがみ込み，階段昇降などの日常生活レベルからスポーツの基本的動作として非常に重要なトレーニング項目であり，かつ動的な機能評価としても確認しておきたい動作である．スクワットは，身体重心位置を前後左右に動揺させないよう上下に移動させることが重要で，足関節，膝関節，股関節，体幹の協調した動きが必要

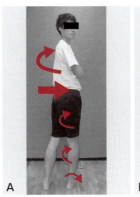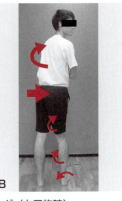

図20 立位振り向きトレーニング（右回旋時）
A：振り向き側に体重を移動しつつ，頭部から順に後方へ回旋運動を行う．頭部→体幹→骨盤→大腿→下腿→足部へと下行性に運動が波及するため，健側と患側を比較し，回旋量やアライメント，体重移動量などを確認する．
B：足部回内位では，下行性に運動連鎖が波及せず，回旋量や荷重量も制限される．

となる．そのなかで，足部の動的アライメントに異常があることで上行性の運動連鎖が破綻することとなり，隣接関節へ悪影響を及ぼすこととなる．一般的に，足部が回内するとそれに連動して，足関節背屈，膝関節屈曲・外反（knee-in）しやすく，骨盤が後傾位となり身体重心が後方化する（図21）．足関節周囲筋は前外側面の筋活動が高まり，内側縦アーチが低下することで後脛骨筋の活動性も高まることが予測される．また，体幹の固定性や股関節機能の低下により，骨盤後傾やknee-in（股関節内転・内旋運動）が起こり，そこからの下行性の運動連鎖が足部アライメントに影響を及ぼしていることもある．そのため，体幹・股関節周囲の評価や筋力強化が必要となる．

両脚でのスクワットが問題ない場合は，負荷を高めるために片脚スクワットを実施する．

⑤ 片脚スクワット

両脚スクワットや片脚立位の機能的安定が得られ，さらに下肢筋力，バランス機能の強化をねらう場合に用いる．両脚スクワットと同様に，足部アライメントからの上行性運動連鎖が問題であるのか，体幹や股関節機能からの下行性運動連鎖が問題であるのかを明確にしていく過程が重要であ

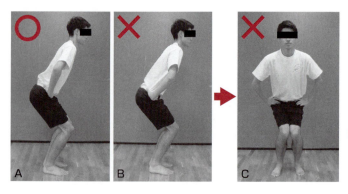

図21 両脚スクワット
A：骨盤前傾位の正しい姿勢で実施できている．
B：骨盤後傾位．このとき，意図的に足部の回内を促している（同時に撮影した前額面がC）．

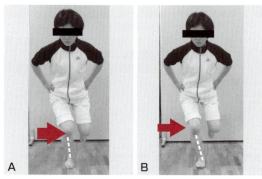

図22 片脚スクワット時の過剰な足部回内の抑制
A：足趾伸展と3点支持にて，足アーチを保った状態．Bと比較し，足部回内に伴うknee-inが抑制される．

る．片脚の場合は，さらに筋力および筋機能，協調性が必要となるため，身体の土台となる足部アライメントは非常に重要となる．片脚立位と異なり，身体重心を一側足底の支持基底面内に収め，重心を上下動するため，足関節の底屈・背屈運動を伴いつつ，足アーチを保持し，回内・回外運動（COPの移動）をコントロールしながら実施する．

④⑤のスクワットを行うにあたり，足部回内による不安定性を呈する場合，自動にてMP関節を伸展し，さらに母趾球，小趾球，踵での3点支持を意識すると，ウィンドラス機構が促通され足部のアーチを維持し，過剰な回内を抑制した状態で正しい運動が可能になることも多い（図22）．

⑥ タンデム歩行

一側足部の先端に，対側足部の踵部を接地させ，細い一本橋を渡るイメージで歩く．側方の支持基底面が狭小となるのに対し，足部は回内・回外の調整，つまりは当該筋の協調した収縮による姿勢の調整がより必要となる．

⑦ 大股歩き

踵接地～足底接地までのゆっくりした回内，踵離地の際の前足部支持および内側への体重移動を意識しながら大股で歩く．スピードはゆっくりとし，股関節を大きく使う意識で行う．柔らかい床材など，支持面を不安定にすることで，足部の回内・回外および下肢・体幹の位置を細かく修正する必要が生じ，協調性を得るためのトレーニングとしてはさらに難易度が上がる．

⑧ ステップ系トレーニング（図23）

下肢の支持性をさらに高めるためのトレーニングとして，ランジ動作を実施することがある．前方，または側方へ足を踏み出すと同時に，下肢の複合屈曲による緩衝を行い，その屈曲位から蹴り出しにより元の姿勢に戻る運動である．フォワード（前方）ランジは，足関節背屈，膝・股関節の屈曲運動を制御する必要があり，サイド（側方）ランジは屈曲運動に加え支持基底面から内外側に逸脱しようとする重心を制御する必要がある．足部に関しては，底屈・背屈に加え回内・回外による着地時の緩衝と姿勢制御，それらを瞬時に切り替えて蹴り出しを行うなど，高度な協調性が要求される．

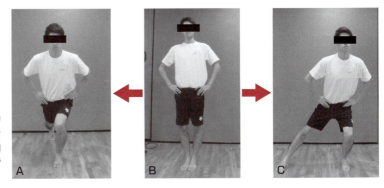

図23 ステップ系トレーニング
A：フォワードランジ，C：サイドランジ
いずれも，体幹の側方傾斜や骨盤の後方回旋，knee-in を抑制する．各関節が同じタイミングで屈曲・伸展するかどうかを観察する．

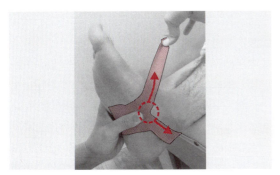

図24 舟状骨の挙上テープ

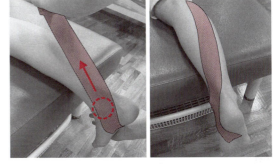

図25 後脛骨筋のアシストテープ

3 テーピング

足部形状や柔軟性，疼痛評価の結果を基に実施する．

後脛骨筋や腓骨筋群の過活動，過負荷の軽減を目的として，足部・足関節の関節運動の制動および誘導，また筋機能のサポートを行う．運動時痛の評価としても用いる．

1）後脛骨筋の過活動，過負荷に対するテーピング

後足部，中足部の過剰な回内に伴い，内反筋である同筋の負荷が増大することが多いため，回内を抑制するテーピングを紹介する．

① 後足部回外誘導

貼り方の詳細は，「テーピング・インソールを用いて足部・足関節の機能障害に挑む」の項参照．

② 舟状骨の挙上[8]（図24）

足部外側より開始．舟状骨部を指で上方へ圧迫し，スプリットした一方のテープに伸張を加えながら足背部へ貼付する．もう一方も伸張を加えながら内果の後方に向かい，下腿後面まで貼付する．

③ 内側楔状骨の挙上

貼り方の詳細は，「テーピング・インソールを用いて足部・足関節の機能障害に挑む」の項参照．

④ 後脛骨筋のアシストテープ[8]（図25）

足関節背屈および外反位とし，あらかじめ後脛骨筋を伸張させる．テープは，足底中央内側面から開始し，内果後方を通り下腿近位の後外側面まで貼付する．

2）腓骨筋群の過活動，過負荷に対するテーピング

長腓骨筋腱と短腓骨筋で異なる作用があり，過剰な回内，回外ともに過負荷になる可能性がある．ここでは過回外を抑制するテーピングを紹介する．

① 後足部回内誘導

貼り方の詳細は「テーピング・インソールを用いて足部・足関節の機能障害に挑む」の項参照．

② 第5列外がえし誘導

貼り方の詳細は「テーピング・インソールを用

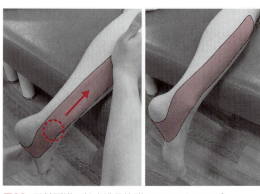

図26 回外誘導の処方腓骨筋群のアシストテープ

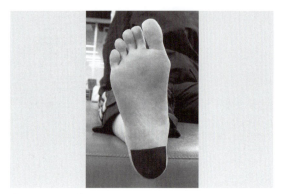

図27 ヒールパッド

いて足部・足関節の機能障害に挑む」の項参照．

5列の外がえしにより，歩行時の立脚後期における内側への体重移動をアシストする．

③ **腓骨筋群のアシストテープ**（図26）

足関節背屈および軽度内反位とし，あらかじめ腓骨筋群を伸張させる．テープは，足底中央内側面から開始し，立方骨の下方から外果後方を通り下腿近位の外側面まで貼付する．

4 インソール処方

足部形状や柔軟性，疼痛評価（テーピングによる疼痛変化も含む）の結果を基に実施する．

パッドにより足部関節運動の制動・誘導および足アーチの補助を行うことで，運動時痛の軽減，過剰な体重移動の抑制あるいは不十分な体重移動のアシストを期待できる．

足底に貼付して評価し，その後靴の中敷きに貼り替える．

1）後脛骨筋の過活動，過負荷に対するインソールパッド

後足部，中足部の過剰な回内に伴い，内反筋である同筋の負荷が増大することが多い．また，前足部の支持性低下が過負荷となることもある．上記を抑制し，支持性を高めることを目的としたパッド，および筋機能を補助するパッドには以下のものがある．

①後足部回外調整パッド
②中足骨レベルの横アーチ調整パッド：貼付方法など詳細は「テーピング・インソールを用いて足部・足関節の機能障害に挑む」の項参照．
③ヒールパッド（図27）：両筋の底屈作用を補助するため，踵骨部を補高する．踵部の後方が最も高くなるよう，なだらかに傾斜をつけると違和感が少ない．高さは個々により異なるが，疼痛が減少し，なおかつ立位，歩行時の違和感がない高さに調整する．脚長差による跛行が生じないよう，左右に同じ高さのものを挿入する．

2）腓骨筋群の過活動，過負荷に対するインソールパッド

過剰な回内・回外ともに過負荷になる可能性がある．また，前足部の支持性低下が過負荷となることもある．過回外および過回外の抑制，前足部の支持性を高めるパッド，および筋機能を補助するパッドには以下のものがある（貼付方法など詳細は「テーピング・インソールを用いて足部・足関節の機能障害に挑む」の項参照）．

①後足部回内調整パッド
②後足部回外調整パッド
③中足骨レベルの横アーチ調整パッド
④第1列調整パッド，第5列調整パッド
⑤ヒールパッド（前述）

長腓骨筋に関しては，立脚後期の内側への体重移動を促すことで過負荷となり，疼痛を誘発することがあるため，①，④の使用に関しては注意が

必要である．

テーピングやインソールパッドは，貼付する位置が誘導する骨・関節やサポートする筋からずれると効果が得られないため，解剖を頭に入れたうえで触察を十分に行い，貼付する際もずれないよう細心の注意を払う必要がある．

おわりに

後脛骨筋，腓骨筋群はともに足部の回内・回外，つまりは剛性と柔軟性の変換に大きな役割をもっており，足部が唯一地面と接するヒトの姿勢制御能に大きな影響を及ぼすといえる．足部の過剰な回内・回外運動に伴う体重移動により，これらの筋腱には過活動や反復される伸張ストレスによる障害が生じる．その原因が足部であるケースもあれば，足部以外の体幹・下肢，あるいは靴などの環境であるケースもさまざまある．足部から全身を広く，細かく観察し，原因の追究を行う必要がある．

文献

1) 橋本健史：足アーチ構造の機能．慶應医学 81：17-21, 2004
2) 熊井司編：足部・足関節のスポーツ障害— overuse 障害の克服—，臨床スポーツ医学 31：628-635, 2014
3) Kapandji IA：カパンディ関節の生理学Ⅱ，下肢，第5版，荻原秀男（監訳），医歯薬出版，東京，1996
4) 入谷 誠：入谷式足底板—基礎編—，運動と医学の出版社，川崎，2011
5) Neumann DA：筋骨格系のキネシオロジー，嶋田智明ほか（監訳），医歯薬出版，東京，536-542, 2008
6) 林 典雄ほか：関節機能解剖学に基づく整形外科運動療法ナビゲーション下肢・体幹，整形外科リハビリテーション学会（編），メジカルビュー社，東京，178, 2013
7) 村田健一朗：扁平足障害—足部スポーツ障害治療の科学的基礎—，福林徹（監），ナップ，東京，2012
8) 中江徳彦ほか：足関節・足部のスポーツ障害における評価とテーピング．アスリートケアマニュアル—テーピング—，小柳磨毅（監），文光堂，東京，2010

アキレス腱炎・足底腱膜炎
――足部・足関節の機能的特徴を踏まえ介入する

唐澤 幹男，園部 俊晴

メカニカルストレス軽減の着眼点

- アキレス腱炎・足底腱膜炎のメカニズムの理解．
- アキレス腱・足底腱膜の組織自体の滑走不全の改善．
- 動作のなかでの組織へのストレスをコントロールするため，エクササイズやテーピング，インソールで過度なストレスを軽減．

アキレス腱炎・足底腱膜炎の改善のためには組織的な滑走性を回復し，組織にかかるメカニカルストレスを軽減すれば，動作もより実用的なものになり得る．

I アキレス腱炎・足底腱膜炎のメカニズム

1 アキレス腱と足底腱膜の構造

1）アキレス腱の構造

アキレス腱は腓腹筋内側頭・外側頭とヒラメ筋の腱（図1）が一体となり，共同腱として踵骨隆起に付着する下腿三頭筋の腱であり，人体のなかで最も大きな腱である．下腿三頭筋は荷重位で踵を持ち上げる作用を持ち，足関節底屈を行う．ランニングやジャンプ，方向転換時の蹴り足側で強く作用し，歩行時には下腿三頭筋の遠心性収縮と求心性収縮が切り替わり，アキレス腱に強いストレスがかかる．また，アキレス腱は年齢が高くなるにつれて伸張性が低下する．アキレス腱には腱鞘がなく，皮膚との摩擦を和らげるパラテノンを持つ．パラテノンは，アキレス腱を保護し，血管から栄養を配給する．プーリーに似た構造を持つアキレス腱付着部周囲では，モーメントアームの効率化を行い，また付着部の牽引力を圧迫ストレスに変換している．

2）足底腱膜の構造

足底腱膜は線維性結合組織で構成されている．縦方向線維は踵骨隆起前内側突起から基節骨底および底側靱帯との間に張り，脚の縦アーチの保持の一端を担っている．足底腱膜は踵骨を介してアキレス腱へとつながり，下腿三頭筋の張力が踵骨を介して足底腱膜につながる（図2）．つまり足底腱膜の張力は踵骨を介してアキレス腱に影響する．歩行動作では立脚前〜中期にかけて足趾屈曲筋とともに緊張を高め，アーチを保持しながら荷重時の衝撃吸収作用を持つ．立脚中〜後期では下腿三頭筋収縮で踵骨の回転とともに緊張し，足部剛性を生み出す．立脚後期において踵離地と同時に足趾伸展が起き，ウィンドラス機構によりアーチを

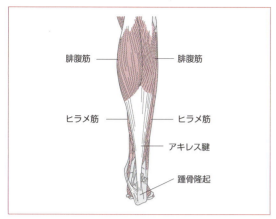

図1 アキレス腱
腓腹筋内側頭・外側頭とヒラメ筋の腱が一体となり，共同腱として踵骨隆起に付着する下腿三頭筋の腱である．

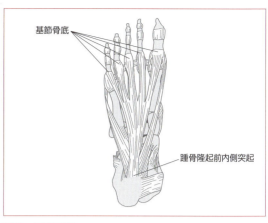

図2 足底腱膜
線維性結合組織で構成され，縦方向線維は踵骨隆起前内側突起から基節骨底および底側靱帯との間に張り，脚の縦アーチの保持の一端を担っている．

形成し蹴り出しを行い，推進力を生み出す．また，足底腱膜は接地時の衝撃から背側に位置する筋や神経，血管を保護する．

2 アキレス腱炎と足底腱膜炎

1) アキレス腱炎

アキレス腱周囲の慢性的な痛みは，アキレス腱と踵骨後上隆起の間で起こる踵骨後部滑液包炎やアキレス腱の付着部後上方の皮下で起こるアキレス腱皮下滑液包炎，アキレス腱自体に痛みが生じるアキレス腱炎，前述したパラテノンが肥厚することにより痛みが生じるアキレス腱周囲炎，アキレス腱に直接に牽引ストレスが加わるアキレス腱付着部症などがある．アキレス腱周囲の慢性的な痛みの原因は動作時にかかる積み重なるメカニカルストレスである．メカニカルストレスにはマルアライメントや量的因子が影響する．マルアライメントとしては全身のアライメント異常によるアキレス腱へのメカニカルストレスの増大がある．量的因子ではアキレス腱の牽引力増大が影響を及ぼす．

アキレス腱炎はジャンプ動作やランニング動作で繰り返される下腿三頭筋の遠心性収縮と求心性収縮により，筋緊張を増大させ，アキレス腱の微細損傷を引き起こし，その修復過程で腱の弱化・変性・硬化を生じさせる．それによりアキレス腱の牽引力増大とつながる．アキレス腱は比較的血行が乏しい組織であり，一度微細損傷が生じると治癒までに時間がかかり，慢性化しやすい．また，変性による軟部組織の滑走性低下が起こりやすい．そのためランニング量が多い陸上競技長距離選手，ジャンプ動作や切り返し動作の多いバスケットボール選手，バレーボール選手に発症しやすい．

2) アキレス腱炎の原因

構造的な問題として，後足部アライメントの異常がアキレス腱炎の症状を引き起こす原因の1つとなる．後足部アライメントはleg heelアライメント（図3）で評価を行う．leg heelアライメントが増大することにより，後脛骨筋や足部内在筋の機能不全が起こりやすくなるので，静的なアライメント異常を招く．また，アキレス腱は形態的に外側に凸の構造をしているために，動作時に後足部回内することで大きな伸張ストレスが加わりやすい．knee-in/toe-outを呈する動的アライメント異常は回内足を招き，内側アキレス腱に牽引負荷をかけ，炎症の原因となる．

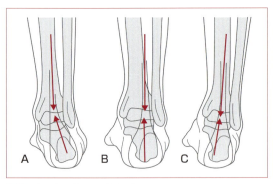

図3 leg heel アライメント
A：増大（回内足），B：正常，C：減少（回外足）
leg heel アライメントが増大すると回内足となり，アキレス腱の内側に炎症が起きやすい．leg heel アライメントが減少すると回外足となり，アキレス腱の外側に炎症が起きやすくなる．

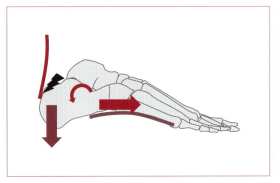

図4 足底腱膜の牽引力増大による踵骨の後方傾斜
足底腱膜の牽引力増大（➡）は踵骨を後方傾斜させる（⤴）ため，アキレス腱の踵骨付着部を遠位に移動させ（⬇），アキレス腱をストレッチする．そのためアキレス腱と踵骨後上隆起部で滑液包の圧迫力が増大し，踵骨後部滑液包炎の原因となる．

逆に leg heel アライメントが減少することにより，腓骨筋の機能不全が起こり，静的アライメント異常が起こる．また knee-out/toe-in を呈する動的アライメント異常は回外足を招き，外側のアキレス腱に牽引負荷をかけ，炎症の原因となる．

実際には leg heel アライメントは非荷重位と荷重位で評価・比較し，動作時にかかるメカニカルストレスと実際にアキレス腱にかかるメカニカルストレスを推定する．

足底腱膜の硬さや足関節自体のモビリティ低下による背屈可動域制限は運動軸の異常を引き起こし，アキレス腱へのメカニカルストレスを増大させる．また，足底腱膜の牽引力増大は踵骨を後方傾斜（図4）させるため，アキレス腱の踵骨付着部を遠位に移動させ，アキレス腱をストレッチする．そのためアキレス腱と踵骨後上隆起部で滑液包の圧迫力が増大し，踵骨後部滑液包炎の原因となる．

また，アキレス腱へのストレスを増大させる歩行の特徴として，立脚後半相に背屈位での蹴り出しによって生じるパターンと，過度な底屈モーメントによって生じるパターンがある．前者は足部が柔軟なことが多く，後半相のヒールレイズに遅れが生じて背屈位での蹴り出しを行っている．後者は足部が硬いことが多く，前半相からの早期の体重移動が底屈モーメントを大きくしている．

3）足底腱膜炎

足底腱膜炎は，踵に痛みを伴う頻度の高い病態である．足底部中央と踵骨隆起内側の付着部で圧痛を伴うことが多く，踵接地や立脚中期以降～踵離地時に疼痛を訴えることが多い，スポーツ選手に多くみられる難治性の障害である．一時的に寛解してもオーバーユースで再発を繰り返し，典型的な症状は起床時の立ち上がりの1歩目や，長時間の座位後歩き始める際の痛みである．また動き出すと一時的によくなるが運動量が増えると疼痛が増強し，爪先立ちなどで再現痛が生じる．足趾の伸展を行い，疼痛が生じるか，または後足部の足底内側に圧痛があるかを評価する（図5）．

4）足底腱膜炎の原因

足底腱膜の疼痛には3つのパターンと原因がある[1]．

①立脚中期に足部内在筋の低下で内側縦アーチの沈み込みにより足底腱膜が伸張されるパターン：足底腱膜は内側縦アーチを保持する組織の貢献度が高いことから，足部内側縦アーチの低下により，足底腱膜にメカニカルストレスがかかることで足底腱膜炎の誘因となる．

②立脚後半に早期に踵離地が起き，蹴り出しの足趾伸展が過度に生じ，足底腱膜が伸張されるパ

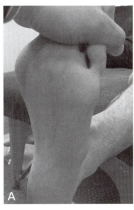
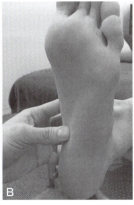

図5 足底腱膜炎の評価
足趾の伸展方向へストレッチを行い（A），疼痛が生じるか，または後足部の足底内側に圧痛があるか（B）を評価する．

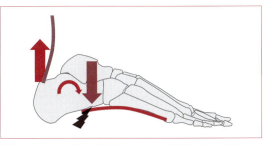

図6 アキレス腱の牽引力増大による踵骨の前方傾斜
下腿三頭筋の柔軟性低下などによるアキレス腱の牽引力の増大（↑）は踵離地を早期化させ，踵骨を前方傾斜へ誘導（⌒）するため，結果として足底腱膜に伸張ストレス（↓）を加える．

ターン：中足趾節関節（MP関節）の過伸展が起き，ウィンドラス機構が強く作用し，足底腱膜が伸張され，歩行・走行ともにストレスが蓄積される．下腿三頭筋の柔軟性低下によるアキレス腱の牽引力の増大も踵離地を早期化させ，踵骨を前方傾斜（図6）へ誘導するため，結果として足底腱膜に伸張ストレスを加える．繰り返し足底腱膜に対し伸張刺激を与えることは足底腱膜炎を引き起こす原因となる．

③踵離地が遅れることにより足関節背屈を強いられることで足底腱膜が伸長されるパターン：下腿遠位が前方移動し距骨が後方に入り込み足関節背屈が強制されることや，後足部が回内位となることで重心が踵部に停滞しやすくなることで踵離地が遅くなる．

また，踵離地タイミングが遅れることが身体に及ぼす力学的作用として以下のことがわかっている[2]．①歩行立脚中〜後期では身体重心前方移動は小さくなり，上下移動が大きくなる．②立脚後期の身体重心点（COG）の下方移動が大きくなる．③足圧中心（COP）の床反力作用点は立脚中期までは前方移動が早く，相対的に立脚後期には前方移動が遅くなる．④歩行立脚中〜後期にかけて股関節伸展角度，屈曲モーメントは小さくなる傾向がある．アキレス腱や足底腱膜は立脚後期において足関節底屈モーメントとMP屈曲モーメントを発揮し，COGを上方へ持ち上げる作用や下方への移動を抑制する作用を持つ．踵離地が遅いほどCOGの上下移動が大きくなるということは歩行において足関節底屈モーメント・MP関節屈曲モーメントに負荷をかけていると考えられる．また，踵離地のタイミングが遅れる歩行では，立脚後期において股関節屈曲モーメントが不足することで足関節底屈モーメントまたはMP関節屈曲モーメントが過活動することによるトリックを起こしやすく，さらに股関節伸展運動，足関節底屈運動とMP関節伸展運動を抑制することにより，前方への推進力を制動することとなり，悪循環に至りやすい．

ただし，臨床経験上，アキレス腱炎と足底腱膜炎は同時に起こることは少なく，アキレス腱と足底腱膜炎のどちらかが症状として現れる場合が多い．アキレス腱と足底腱膜において，立脚後期での役割は似ているが，足関節底背屈運動と足趾伸展運動の負荷の大きさによってそれぞれへのメカニカルストレスが変わり，局所的にストレスのかかる時間的因子がそのまま疼痛や炎症の発生に関与していると考えられる．

アキレス腱炎と足底腱膜炎のどちらにおいても，加齢や肥満，不適切な靴の使用，長時間の運動や立位，外傷の既往も原因となる場合があるため，問診を注意深くすることを念頭に置かなければならない．

クリニカル・テクニック

歩行分析ポイント

　アキレス腱炎や足底腱膜炎は，メカニカルストレスの積み重ねにより発生する．足部は身体を直接床から支えているため，その荷重の加わり方によって，メカニカルストレスが大きく変わる．基本的に症例の訴えや症状と照らし合わせながら，歩行分析によってメカニカルストレスの分析を行う．つまり歩行をしっかり評価することができないと，変化をみることができない．そのテクニックについて簡潔に説明する．

　みるポイントは3つある．「COP」，「足部・足関節の荷重肢位」，「COG」である．歩行時これらに注目することによってアキレス腱や足底腱膜炎のメカニカルストレスをみることができる．筆者らはメカニカルストレスがこの3つの因子に強く影響を受けていると考えている．歩行分析においてこの3つの因子をきちんととらえ，変化させることで痛みやストレスがどのように変わるのかを検証する必要がある．

① COP：足底腱膜へのストレスであるMP関節屈曲モーメントとアキレス腱へのストレスである足関節底屈関節モーメントは「COP」が，立脚期のなかでどの部位にどの程度加わっているかに最も依存している．前述したleg heelアライメントが増大した症例では「COP」が内側に加わるため，下腿の内側筋に張り感や疼痛を訴える．また踵離地が遅い症例では「COP」が後方に残るため，MP関節屈曲モーメントと足関節底屈関節モーメントが強く働き，アキレス腱や足底腱膜へメカニカルストレスを与える．

② 足部・足関節の荷重肢位：荷重がかかった際のアライメントが伸長される部位や圧迫を生じる部位にメカニカルストレスを発生させる因子となる．「足位」，「前足部内外反および内外転」，「後足部角」，「レッグヒール角」，「横アーチの沈み込み」，「足関節底背屈角」[3]などが評価項目としてあげられる．

③ COG：足部・足関節より上位の動き，特に身体重心は足関節・MP関節にかかるモーメントに大きな影響を及ぼし，COGを観察することでメカニカルストレスを推定できる．COGは下半身重心点と上半身重心点によって規定されるが，上半身重心点の運動戦略を見抜くために特に体幹の評価を行い，また下半身重心点の運動戦略を見抜くため，股関節の評価を中心に行う必要がある．

3 アキレス腱炎と足底腱膜炎の評価

　主訴，現病歴，既往歴，本人が考える発生要因，本人のニーズをしっかり問診し，視診，触診，機能評価，画像所見（X線写真，MRI，エコーなど）を評価する．スポーツ選手の場合，ランニングフォームを変えたことや練習メニュー（負荷・サーフェス）が変わったこと，試合期の有無，体調の変化，どの部分がどのようなときに痛むのかなど，発生機転を知るうえで重要になるので詳しく聴取する．また，触診や機能評価は障害部位の特定に重要な評価となる．ここで障害されている組織を明確にし，微細損傷，癒着，短縮，肥厚，骨化など，その周辺組織も含めた障害部位の評価を行う．

4 動作分析

　筆者らは立位でのアライメント評価と足踏み動作，片脚バランステストを最初に評価している．足踏み動作の評価は，静的評価と動的評価の中間に当たり，臨床上さまざまな示唆を与える．これらの評価は歩行や動作評価の前に行う．

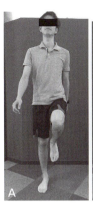 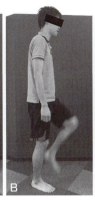 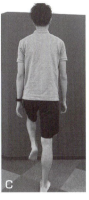

図7 足踏み動作
A：前方視，B：側方視，C：後方視
「COP」，「足位」，「前足部内外反および内外転」，「距骨下関節角」，「膝屈曲角」，「leg heel アライメント」，「横アーチの沈み込み」，「大腿骨の回旋角」，「体幹アライメント」，「身体重心位置」などの評価を行う．

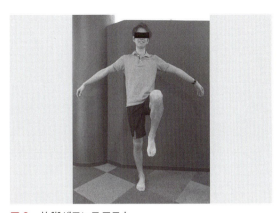

図8 片脚バランステスト
アプローチを決定する因子を探るため臨床上有用であり，メカニカルストレスを知る重要な評価となる．

1）立位でのアライメント評価と足踏み動作（図7）

　足踏み動作は主に歩行や走行の立脚前半相の動きと高い相関を示す．足踏み動作時の「COP」，「足位」，「前足部内外反および内外転」，「距骨下関節角」，「膝屈曲角」，「leg heel アライメント」，「横アーチの沈み込み」，「大腿骨の回旋角」，「体幹アライメント」，「身体重心位置」などの評価を行う．この評価によって，歩行・走行動作の多くの分析項目を事前に把握することができ，臨床推論がしやすくなる．このうち特に「横アーチの沈み込み」は客観的評価が難しいが，足部障害における重要性はきわめて高く，インソールの横アーチの高さと形状を決定づける因子となる．構造的な高低だけでなく，動作のなかで沈み方を評価することが必要である．

2）片脚バランステスト（図8）

　片脚バランス時の姿勢戦略には多様性があり，それを評価することで改善すべき点がみえてくる．また，実際に推測した要素にアプローチを行い，片脚バランス時がどう変化するのかを観察することで臨床推論が立てやすくなる．問診や機能評価で得た項目により，足部へ直接アプローチをするのか，膝関節・股関節，体幹など上部へのアプローチをするのかを決定する．そのため，片脚バランステストは臨床上有用であり，メカニカルストレスを減らすために必要な評価となる．

3）歩行・走行動作

　歩行・走行動作では立脚期の前半相と後半相で特性が異なるため，動作分析では各々の相を分けて評価する．前半相の動作特性は，足踏み動作の評価との相関を認める．このため，前述の足踏み動作の評価を念頭に前半相の動きを確認し，そのうえで後半相の動きを評価する．動的アライメントの評価は治療戦略を立てるうえで重要な役割を果たすので，確実にとらえる技術が必要になる．

①後方視からの分析

　後半相の動きは立脚中期以降の「身体重心」の移動をとらえたうえで，「COP」，「足部・足関節肢位」，「踵離地の時期」，「体幹アライメント」，「股関節伸展可動域」の動きを評価する．後半相の「身体重心」移動が後方に偏位していると，立脚終期〜遊脚前期での「COP」は後方に偏位したり，前足部にウィップを伴う剪断力（shear force）を伴う要因となることは臨床的によく見受けられる．

②前方視からの分析

　前方視では「横アーチの沈み込み」，「前足部内外反」，「足関節底背屈角」，「下腿・大腿の回旋・傾斜」，「体幹アライメント」，「身体重心」について，

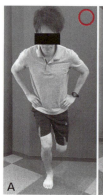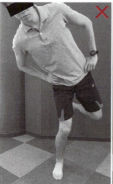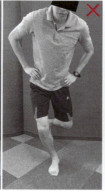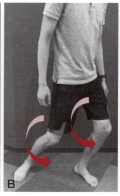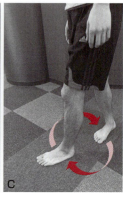

図9　荷重位のストレステスト
A：膝の向き，体幹の傾き，動揺を評価する．
写真中は体幹が右に偏位，knee-in する例．
写真右は体幹が左に偏位，knee-out する例．
B：内反・外反荷重テスト．膝と足部に内外反と回旋の動きが生じる．
C：内回り・外回りテスト．内回りでは，接地時に膝外反・足圧中心外側・距骨関節回内の動き，蹴出し時に膝内反・足圧中心外側・STJ 回外・前足部内反の動きが生じる．また外回りではこの逆の動きが生じる．

前半相と後半相に分けて評価する．

5 荷重位の各種ストレステスト

knee-in テスト，knee-out テスト，片足ジャンプテスト，片足スクワットテスト（図9-A），など荷重位でのストレステストを行い，疼痛や違和感が増悪する方向と軽減する方向を確認する．

例えば，内反・外反荷重テスト（図9-B）では，疼痛が増悪する荷重方向や足部アライメントと，軽減する荷重方向や足部アライメントが評価できる．また内回り・外回りテスト（図9-C）では実際の疼痛誘発動作と相関した足部の動きとメカニカルストレスの関連を評価することができる．

II 理学療法プログラムの実際

1 徒手的介入

1）アキレス腱の滑走性向上（図10）

硬い組織は痛みや防御性収縮が出やすいため，足関節底屈位のアキレス腱が緩んだ状態で腱実質部にダイレクトストレッチを行い，血流と柔軟性の向上を図る．循環や滑走性の改善が得られ，柔らかくなってきたら徐々に背屈位にしていき，硬化している部分に柔軟性を持たせる．

2）下腿三頭筋のストレッチ（図11）

下腿三頭筋のストレッチではアキレス腱への伸張ストレスを考慮しながら膝関節屈曲位と足関節背屈でヒラメ筋のストレッチ，膝関節屈曲位と足関節背屈で腓腹筋のストレッチを行う．足部の内転・外転を行い，内外側アキレス腱のストレッチを症状に分けて行う．足関節の背屈に合わせ筋実質を遠位に徒手誘導するように行う．

3）足底腱膜の滑走性向上（図12）

足底腱膜のダイレクトストレッチも足趾屈曲位から徐々に伸展位に可動域を出す．腱実質部や組

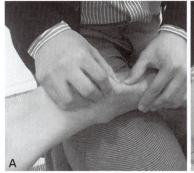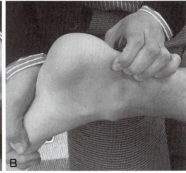

図10 アキレス腱の滑走性向上
A：最初は底屈位で左右への直接的なストレッチを加え，滑走性を獲得する．
B：徐々に背屈位にしてさらに硬化している部分の柔軟性を向上させる．

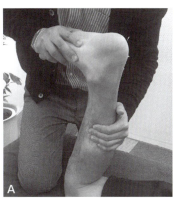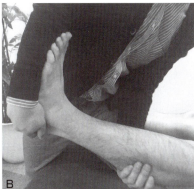

図11 下腿三頭筋のストレッチ
足関節の背屈に合わせ筋実質を遠位に徒手誘導するように行う．
A：ヒラメ筋のストレッチ．膝関節屈曲位と足関節背屈で行う．
B：腓腹筋のストレッチ．膝関節屈曲位と足関節背屈で行う．

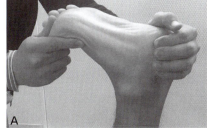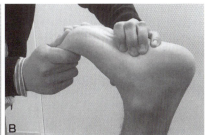

図12 足底腱膜の滑走性向上
炎症が強い場合は過度の痛みが出ないようにストレッチを行う．
A：足底腱膜のストレッチ．足趾屈曲位から徐々に伸展位に可動域を出す．
B：腱実質部や組織間にダイレクトストレッチ．循環や滑走性の改善が得られ，柔らかくなってきたら徐々に伸展位にしていき，硬化している部分に柔軟性を持たせる．

織間にダイレクトストレッチを行い，血流と柔軟性の向上を図る．循環や滑走性の改善が得られ，柔らかくなってきたら徐々に伸展位にしていき硬化している部分に柔軟性を持たせる．しかし，炎症が強い場合には過度の痛みが出ないようにストレッチを行う．

2 運動療法

1）足趾エクササイズ（図13）

立脚後期の足趾伸展運動，足関節底屈運動が適切に行え，COPの前方移動が蹴り出しに使えることが望ましい．そのため内在筋がしっかり使え，外在筋が過剰に働かないことがポイントとなる．自主トレでも行いやすいよう足趾ストレッチ，足

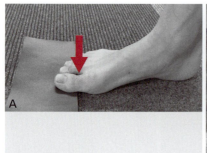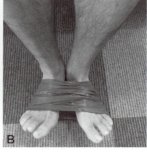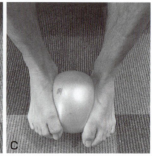

図13 足部エクササイズ
A：MP関節屈曲エクササイズ，B：足部外反エクササイズ，C：足部内反エクササイズ

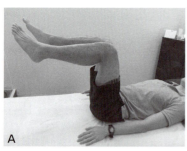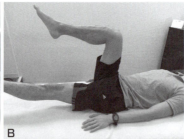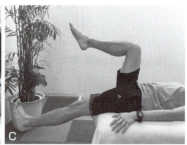

図14 股関節屈筋エクササイズ
股関節伸展位での収縮が求められる．段階的にエクササイズを進めていくとよい．
A：求心位で収縮を高める．
B：徐々に伸展位へ．
C：最終的には伸展0°以上でも収縮ができるようにする．

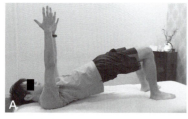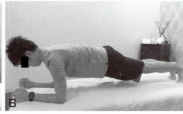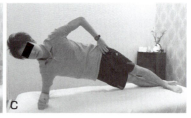

図15 体幹の機能改善の例
A：ブリッジ，B：プランク，C：サイドプランク
肩甲帯から胸郭，骨盤，股関節の荷重伝達の再構築を促す．

部アーチの挙上を目的に足関節の底屈位でのMP関節の屈曲トレーニングを行う．

2）股関節屈筋エクササイズ（図14）

立脚後期における蹴り出しに股関節の屈曲筋が発揮されないことや股関節伸展可動域が減少することで足部での代償運動が起こり，アキレス腱や足底腱膜へのストレスとなる．股関節屈曲筋が働きにくい場合，特に股関節伸展位から股関節屈筋群が機能するように学習を進める必要がある．股関節伸展可動域を担保しながら遠心性収縮から求心性収縮にしっかりスイッチするようにアプローチを組み立てるとよい．

3）体幹の機能改善（図15）

片足バランステストや片足スクワットでバランスを崩す場合，足趾だけの問題ではなく，体幹の可動域制限や筋力不足，コーディネーション不足により足部へのストレスをきたしているケースも多い．特に，スポーツ選手においては疲労が蓄積

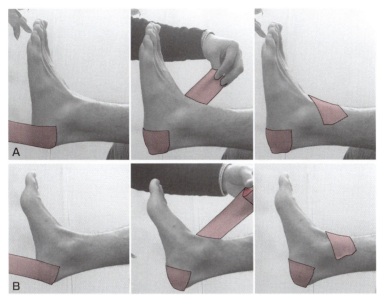

図16 後足部の回内・回外に対してのテーピング
A：回内．leg heel アライメントが増大している場合，踵骨外側から内側にかけて軽いテンションをかけながら回外方向へテープを巻く．
B：回外．leg heel アライメントが減少している場合，踵骨内側から外側にかけて軽いテンションをかけながら回内方向へテープを巻く

されたとき，上肢-体幹での機能不全により下肢へのストレスを増加させる．肩甲骨から胸郭，骨盤までの荷重伝達の再構築を促す必要がある．

3 テーピング

1）後足部の回内・回外に対してのテーピング（図16）

アキレス腱にかかる牽引力に起因する後足部回内・回外アライメントを修正する．leg heel アライメントが増大している場合，踵骨外側から内側にかけて軽いテンションをかけながら回外方向へテーピングを巻く．leg heel アライメントが減少している場合，踵骨内側から外側にかけて軽いテンションをかけながら回内方向へテープを巻く．

2）第1列へのテーピング（図17）

①底屈テーピング：母趾球への荷重を促す．特に後方重心化が強い運動制御の場合，前方重心化を行う．

②背屈テーピング：母趾頭への荷重を促す．過剰なMP関節伸展に対してMP関節の屈曲が促される．

3）足趾伸展抑制のテーピング（図18）

2.5 cm の伸縮テープを2つに切り，母趾の伸展を制限するように貼る．立脚最終域でのMP関節過伸展による伸張ストレスを軽減する．

4）内側縦アーチの挙上テーピング（図19）

内側縦アーチの落ち込みによってアキレス腱や足底腱膜にストレスがかかるため，内側縦アーチの下制に対し，内側楔状骨と舟状骨をそれぞれテーピングを用いて挙上させ，痛みやパフォーマンスの変化を確認し，処方する．

5）筋腱移行部圧迫テーピング（図20）

筋の過剰収縮や付着部の牽引負荷の軽減を目的に腓腹筋の筋腱移行部を圧迫するテープを巻き，アキレス腱へのストレスを軽減する．

6）踵骨後傾テーピング（図21）

踵骨前方にテープを当て，頭側へ引き上げる．踵骨の前傾を制御することで足底腱膜へのストレ

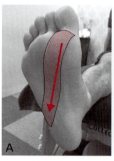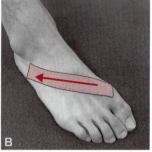

図17 第1列へのテーピング
A：底屈テーピング．足関節底屈・MP関節伸展位で巻く．
B：背屈テーピング．足関節背屈・MP関節屈曲位で巻く．

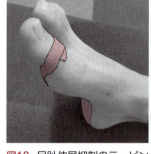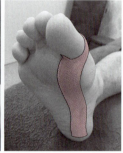

図18 足趾伸展抑制のテーピング
2.5cmの伸縮テープを2つに切り，母趾の伸展を制限するように貼る．

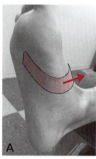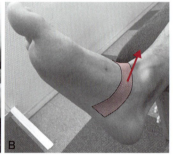

図19 内側縦アーチの挙上テーピング
テンションは強めにして巻く．的確に骨をとらえることが肝心．
A：内側楔状骨の下制に対して直接持ち上げるテーピング
B：舟状骨の下制に対して直接持ち上げるテーピング

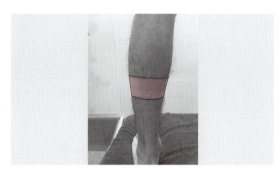

図20 筋腱移行部圧迫テーピング
筋収縮を入れてもらいながらテーピングを行うと過剰な圧迫とならない．

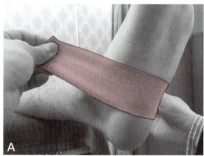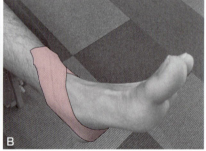

図21 踵骨後傾テーピング
足関節90°にして踵骨前部をしっかり持ち上げる．

スが軽減する．

4 インソール

1）アキレス腱炎に対するインソール

立脚後半相に背屈位での蹴り出しによって生じるタイプと，過度な底屈モーメントによって生じるタイプに対するインソールを紹介する．

前者は leg heel アライメントが増大しており，足部が柔軟なことが多く，後半相の踵離地に遅れが生じて背屈位での蹴り出しを行っている．このため，距骨下関節回外誘導，ヒールパッドに加え，横アーチ楔状骨部を高く処方すると，立脚中

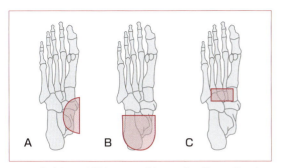

図22 後半相の踵離地に遅れが生じて背屈位での蹴り出しを行っているパターンに対するパッド
目的：早期の踵離地を促す．
A：載距突起部，B：ヒールパッド，C：楔状骨部

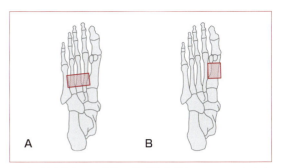

図23 前半相からの早期の体重移動が底屈モーメントを大きくしているパターンに対するパッド
目的：体重の後方移動を促す．
A：中足骨後方部，B：第1列背屈誘導

期からの踵離地をより早期に起こさせることができる（図22）．

後者はleg heel アライメントが減少しており，足部が硬いことが多く，前半相からの早期の体重移動が底屈モーメントを大きくしている．このため，ヒールパッドでアキレス腱を緩め，第1列背屈誘導や横アーチ中足骨部によって体重の後方移動を促す（図23）．

2）足底腱膜炎に対するインソール

①前述した，立脚中期に足部内在筋の低下で，内側縦アーチの沈み込みにより足底腱膜が伸張されるパターンには，足部アーチの沈み込みが強く関与している．このため，運動療法としてタオルギャザーなどによる足部内在筋強化が有効なタイプである．インソールはCOPの早期の前方移動を促すために，距骨下関節回外誘導，横アーチでは特に楔状骨レベルや第1中足骨底内側を上げることがポイントとなる（図24）．また，疼痛部位を免荷できるヒールウェッジを処方すると接地時の疼痛を和らげることができる．

②立脚期後半に早期に踵離地が起き，蹴り出しの足趾伸展が過度に生じ，足底腱膜が伸張されるパターンには足趾の伸展を抑制するため，踵離地を遅延させる．運動療法では足底筋膜と下腿三頭筋のストレッチ，後半相の「COP」が外方偏位している場合は外反筋，内方偏位している

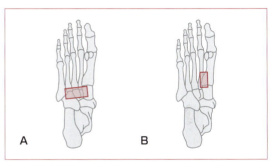

図24 立脚中期に足部内在筋の低下で内側縦アーチの沈み込みにより足底腱膜が伸張されるパターンに対するパッド
目的：COPの早期の前方移動を促す．
A：楔状骨部，B：第1中足骨底内側

場合は内反筋を中心に強化する．インソールは内外側アーチを保持し内外反の動きを調整するが，中足部の横アーチを高く処方しないことが肝要である．また中足骨頭パッドは足趾伸展を抑制する役割があり有効なことが多い（図25）．

③踵離地が遅れることにより足関節背屈を強いられることで足底腱膜が伸長されるパターンには，①のタイプと同様の運動療法を行うが，インソールで特に中足骨後方レベルの横アーチがポイントなる（図26）．

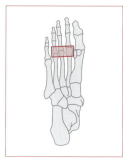
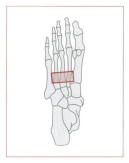
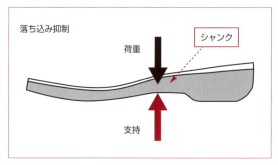

図25 立脚後半に早期に踵離地が起き，蹴り出しの足趾伸展が過度に生じ，足底腱膜が伸張されるパターンに対するパッド
目的：足趾の伸展を抑制する．
中足骨頭部

図26 踵離地が遅れることにより足関節背屈を強いられることで足底腱膜が伸長されるパターンに対するパッド
目的：早期の踵離地を促す．
中足骨後方部

図27 シャンク
シャンクは中底に埋め込まれており，足のアーチを支え，体重がかかっても底に歪みを生じさせない役割を果たす．

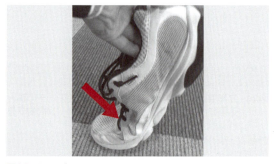
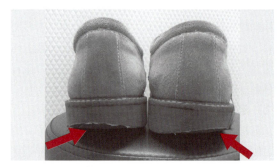

図28 トゥブレイク
トゥブレイクは靴の曲がる部分のことで，MP関節に合うことで足底腱膜へのストレスが軽減される．

図29 踵のすり減り
踵のすり減りやその左右差は衝撃吸収時の不均衡を生じさせ，足底腱膜やアキレス腱へのストレスへとつながる．

その他

1）靴へのアプローチ

シャンク（図27）のない靴やトゥブレイク部位（図28）とMP関節が合わないような靴では足底腱膜に対するストレスが増強する．また長期間使用したシューズはヒールカウンターが変形するため，立脚初期の踵部不安定性を助長する．アウターソールの消耗は足部の全体的な安定性を失い，衝撃が吸収できなくなる．また踵のすり減り（図29）に偏りがあったときにも踵接地時に不均衡が生じ，足底腱膜，アキレス腱に負担がかかるため，新しい靴と交換する．

また新しい靴においても足長，足幅，足囲に合った靴やソール，ヒールカウンターが安定している靴，シャンクがあり中底が崩れない靴，トゥブレイクがMP関節に合った靴を選ぶ必要がある．

2）ランニングフォームによるストレス改善

前足部接地による走行では接地する足部と体幹の位置関係によりアキレス腱にかかる負担が変わる．前足部接地では体幹が前方に位置する必要があり，前方移動が遅れることにより，上方への力が増大するため，アキレス腱や足底腱膜へのスト

レスが増大する．ランニングフォームを指導する際には接地の仕方と重心移動を評価し，メカニカルストレスの軽減を図る．

おわりに

アキレス腱炎，足底腱膜炎に対する理学療法では歩行や動作をみる能力が圧倒的に必要となり，その能力の獲得には時間と経験を要する．しかし，臨床においては目の前の患者にすぐに結果が求められる．その場合は実際に上記のアプローチを行い，その変化をしっかりみて，そして積み重ねることが大事であると筆者は考える．全身から局所へ，局所から全身への運動の波及をとらえ，諦めず，少しずつ前に進んでいただきたい．

文献

1）入谷　誠：筋・腱付着部損傷の治療．MB Orthop 27：65-70，2014
2）近藤崇史：運動連鎖 アキレス腱炎，足底筋膜炎から見た歩行の運動連鎖．理学療法ジャーナル 47(2) 153-159，2013
3）園部俊晴：シンスプリントに対するランニング phase に応じたインソール．スポーツ障害 理学療法ガイド 臨床スポーツ医学 31（臨時増刊）：311-315，2014．

足関節捻挫—足部・足関節の機能的特徴を踏まえ介入する

瀧口 耕平，伊藤 浩充

機能回復と再発予防のための着眼点

- 急性期の対応が，その後のスムーズな機能回復に重要である．
- 損傷靱帯別に機能回復を考えて対応する．
- 再発予防に向けて，身体動作改善を考える．
- 受傷状況を考慮した再発予防を考える．

　足関節捻挫後の理学療法を考えるうえで，損傷靱帯の機能を把握して施行することが重要である．また，再発予防を考えるうえで，受傷状況を考慮することも重要である．

I 足関節の構造と足関節捻挫の基礎知識

　足関節は，関節の外側に前距腓靱帯，踵腓靱帯，後距腓靱帯があり，内側に三角靱帯がある（図1）．足関節捻挫は，距腿関節の靱帯損傷のことであり，外側の靱帯は距腿関節の内反強制によって損傷し，内側の靱帯は外反強制によって損傷する．足関節捻挫は，受傷頻度が高く，代表的なスポーツ外傷の1つとして知られている．また，足関節捻挫は再発率が高く[1]，慢性化することによってさまざまな後遺症を残し，さらには軟骨損傷や変形性関節症を引き起こす原因となる．Verhagenらは足関節捻挫受傷後6.5年間の経過観察により，39％に疼痛，不安定感，不安定性，

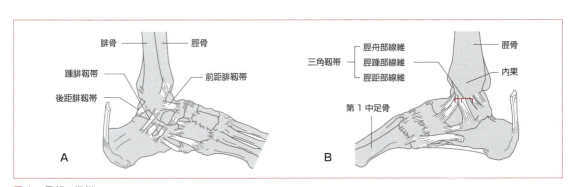

図1　足部の靱帯
A：外側の靱帯，B：内側の靱帯

腫脹などの後遺症があったと報告している[2].

足関節捻挫後の理学療法においては，急性期からの的確な対応と，組織修復を考慮した機能回復プログラムの立案，再発予防プログラムの立案が必要となってくる．

II 急性期におけるスポーツ現場での対応

1 受傷直後の損傷部位の判断

まず，受傷状況の確認と損傷部位の特定である．受傷状況を本人から確認する場合，本人の受傷時の記憶は時としてあいまいなことが多い．想定しうる損傷部位を見逃さず，的確な応急処置を施すことに注意を注ぐべきである．例えば，受傷直後に足関節外果周囲に痛みを訴えていたとしても，内側部の内果周囲や後足部のアキレス腱周囲にも組織損傷が生じている可能性がある．この判断と対応が不十分であると回復が遅延する．受傷状況を把握し，損傷部位の見逃しを少なくし，的確に把握しておくことが重要である．

2 受傷後の応急処置

受傷直後からの対応で重要なことは，腫脹を最小限にし，早く軽減させることである．受傷肢位を確認し，圧痛部位を確認し，損傷した組織を特定する．その部位の疼痛軽減のためにアイシングをする．アイシングは，損傷した組織の解剖学的連結を維持させた肢位で施すことが大事である．そのためには腓骨外果，距骨，踵骨の位置を確認し，異常があればアライメントを中間位に保持しておく（図2）．アイシングは，0℃の氷を使用して20分以上，最長で45分施す．その他の時間的目安としては，感覚が鈍麻するか，氷が溶けるまでである．アイシング施行中には，疼痛の増強やしびれなど異常感覚の出現に注意しておく．

アイシングなどの寒冷療法については，一般的に血管収縮による血流低下，血管透過性低下や一次侵害受容ニューロンの興奮・伝導の低下により，炎症や痛みが軽減するとされている．しかし，その一方で，足関節捻挫に対するアイシングの効果については十分なエビデンスがない[3]．

3 アイシングと圧迫の併用

次に，アイシング後の圧迫が大事である．組織が損傷していると，内出血が生じているはずである．受傷後に続発する腫脹はできるだけ最小限に抑えるべきである．そのためには直後のアイシングに続けて，圧迫とアイシングを交互に実施する．この圧迫は損傷組織部位に的確に加えることが重要で，アイシング前に確認した圧痛部位を的確に圧迫する（図3）．圧迫は，睡眠時も怠りなく実施し，腫脹が消失するまで継続する．

腫脹や疼痛の残存は，その後の関節機能回復を遅延させるため，受傷直後から徹底したアイシングと圧迫を行い，その後のリハビリテーションを進めていく．

III 損傷靱帯別にみた機能回復のための対応

足関節の外側の靱帯は距腿関節，距骨下関節の内反・内転・底背屈方向への制動機能を有してお

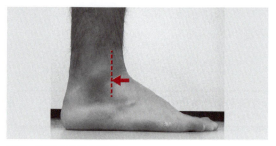

図2 距骨の位置の確認
足関節底背屈中間位において，腓骨外果前縁と距骨前外側部がそろっていることを確認する．

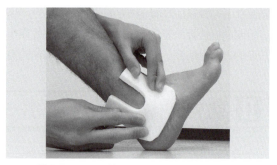

図3 外果周囲への圧迫
テーピングパッドをU字に加工し，外果周囲を均等に圧迫するように当てる．

り，内側の靱帯は距腿関節，距骨下関節の外反・外転・背底屈方向への制動機能を有している．これらの靱帯機能の回復を促しながら共同の作用をする筋の機能を高めて，足関節の機械的不安定性だけでなく機能的不安定性も残さないように下肢機能全体を回復させていく．

1 外側の靱帯損傷に対する対応

外側の靱帯は距腿関節の内反強制で損傷する．足関節内反捻挫のうち，65％が前距腓靱帯の単独損傷であり，踵腓靱帯損傷を合併するものは約20％[4]である．

1）ROMの回復

急性期を過ぎたら，自動運動での底背屈運動から開始する．前距腓靱帯が損傷している場合は，足関節を底屈すると伸張される．そのため，底屈方向は疼痛を伴わない程度に愛護的に行っていく．一方，背屈方向は，距骨の前外側面と腓骨外果との位置を触知し，アライメントを整えながら背屈可動域回復を進めていく．また，前距腓靱帯損傷により距骨前方部に腫脹が残存していると，足関節背側部で痛みや，つまり感が生じることがある．このような場合には，患部周辺の循環改善を図る目的で徒手マッサージ（軽擦法）や電気刺激による物理療法を行う．また，腫脹の軽減を促すために自動運動でのROM練習も行っていく．

他動での底屈方向への運動は組織修復を考慮し，コラーゲンの成熟が起こる受傷後3週以降で徐々に開始する．一方，背屈方向への運動はストレッチボードなども使用し，下腿後面の筋肉のストレッチングをしてROM回復を目指す．足関節背屈ROM制限は足関節内反捻挫の一要因であり[5]，スポーツ復帰後の再発予防という観点からも十分なROM改善が重要である．

2）筋力の回復

① 非荷重位でのトレーニング

初期は患部へのストレスを考慮し，足関節中間位で保持（等尺性収縮）させ，足趾の自動運動を行わせる．また，前脛骨筋と長趾伸筋，長母趾伸筋は，背屈運動時に全可動域まで十分に収縮して運動させる（図4）．短腓骨筋は，足関節背屈しながら足部を外転させる（図5）．

腓腹筋，ヒラメ筋，後脛骨筋，長母趾屈筋，長趾屈筋は，足関節底屈運動時に内反作用を有するため，セラピストが徒手的に運動方向や範囲を制限しながらトレーニングを行う．長腓骨筋は，母趾球で下方に押すようなイメージで足部を回内しながら底屈運動を行う（図5）．後脛骨筋は，足関節底屈位，距骨下関節を内反位，足趾を屈曲位に保持して前足部の回外運動をさせる（図6）．長母趾屈筋，長趾屈筋は，足関節底屈位に保持して足趾の屈曲運動をさせる．底屈運動時，下腿三頭筋と後脛骨筋，腓骨筋群の共同収縮によってうまく動かせているかどうかを確認する（図7）．底屈運

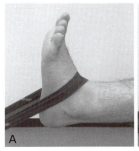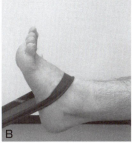

図4　足関節背屈運動
A：前脛骨筋，長趾伸筋，長母趾伸筋により全可動域まで運動が行えている．
B：足趾の伸展運動が優意で，背屈が不十分である．

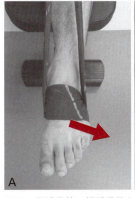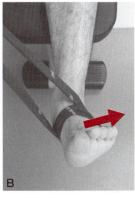

図5　長腓骨筋，短腓骨筋トレーニング
A：長腓骨筋トレーニング：母趾球で下方に押すようなイメージで足部回内しながら底屈運動を行う．
B：短腓骨筋トレーニング：足関節背屈しながら足部外転運動を行う．

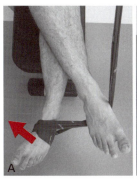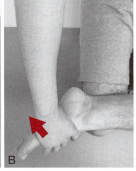

図6　後脛骨筋トレーニング
A：チューブ抵抗での運動，B：徒手抵抗でのセルフエクササイズ
足関節底屈位，距骨下関節内反位，足趾屈曲位を保持して，前足部回外運動を行う．

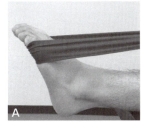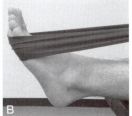

図7　足関節底屈運動
A：足趾屈筋群を働かせた底屈運動
B：足趾屈筋群を働かせない底屈運動

動時，足趾屈筋群を優位に働かせた底屈運動（図7）と足趾屈筋群を働かせない底屈運動を別々に繰り返し練習して習得させる．

上記の運動が習得できたら負荷トレーニングを開始し，痛みのない範囲でのチューブなどを使った運動を行う．

② 荷重位でのトレーニング

前記のような非荷重位での足関節周囲筋の機能回復を，荷重位でのトレーニングにも活かせるようにトレーニングしていく．

背屈運動については，踵歩き（図8）を行う．非荷重位での足関節背屈筋力では左右差を認めないが，踵歩きでは十分に背屈位が保持できない場合がある．踵荷重の際，荷重位での足関節コントロールをしっかり行えるように繰り返し練習する．そして，ミニスクワットで下腿の前傾（足関節背屈）を少しずつ回復させ，KBW（knee bent walk：膝屈曲位歩行）へと荷重位での歩行練習をする（図9）．

底屈運動は，両脚踵上げ運動から開始する．その際，最大限に底屈するのではなく両脚左右に均等荷重し，母趾球と小趾球にも均等荷重することを習得させる．このとき，足趾屈筋群を過剰に使った底屈運動になった場合，足趾伸展位となるように，非荷重位での運動から修正していく．安定して十分に行えている場合は，片脚踵上げ運動へと荷重量を増やしていく．さらに，片脚踵上げが安定して可能となれば，つま先立ち歩き（図10）

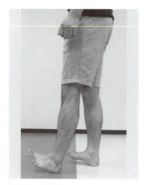
図8 踵歩き

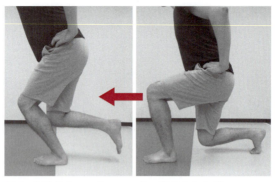
図9 KBW（knee bent walk：膝屈曲位歩行）
膝屈曲位を保持したまま，前方へ歩行する．

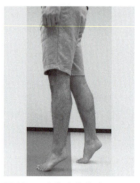
図10 つま先立ち歩き
母趾球，小趾球へ均等に荷重がかかって安定しているかを確認する．

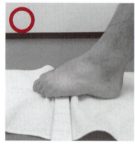
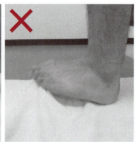
図11 タオルギャザー
右図は足関節背屈による共同運動を利用した動作となっている．左図のようにやや足関節底屈位でタオルをしっかりとつかむように指導する．

や種々のステップ動作の練習で動的安定性を高め，筋持久力の向上も考慮したトレーニングを追加していく．

3）足趾の運動

足関節捻挫はほとんどの場合，荷重位にて受傷している．再発予防を考えるうえで，荷重位での安定性に関与する足趾の使い方にも注意する必要がある．具体的には足関節中間位で足趾の屈伸，外転の自動運動を行うが，第3〜5趾がうまく動かせない場合には，長趾伸筋や第3腓骨筋にタッピングの刺激を加えながら，自動介助運動から繰り返し練習する．

さらに荷重位での練習として，足趾で足下に敷かれたタオルをたぐり寄せる（タオルギャザー）トレーニングを行う（図11）．その際，しっかりと足趾を外転・伸展させてからタオルをつかむように足趾の屈曲を確実にさせる．このとき，足関節背屈による共同運動を利用した足趾の屈曲をさせないように注意する（図11）．

2 内側の靱帯損傷に対する対応

内側の靱帯は，距腿関節および距骨下関節の外反強制で損傷する．足関節内反捻挫に比べて外反捻挫は比較的発症が少ないが，競技復帰まで長期間を要する[6]．

1）ROMの回復

急性期ではテーピングで一時的な固定が施されるが，足部アーチの機能が損なわれないように配慮することが重要である．急性期を過ぎると，固定の影響が残るので，距腿関節内側部のモビライゼーション，皮膚も含めた軟部組織のモビライゼーションを施し，その後で自動運動での底背屈運動から開始する．内側の靱帯は足関節の底背屈運動で伸張される．そのため，疼痛を伴わない程度に愛護的に行っていく．例えば，三角靱帯の前方線維である前脛距靱帯や脛舟靱帯の損傷がある場合には底屈運動で疼痛を生じるので，運動開始初期は愛護的に行っていく．

靱帯損傷により内果下部に皮下出血，腫脹が出現すると，同部を通る後脛骨筋や長趾屈筋，長母趾屈筋の腱の滑走障害が生じる．その場合には内果下部の腫脹軽減，皮下軟部組織のモビライゼーションに努め，それらの筋機能改善を図りながらROM練習を進めていく．

2）筋力の回復
① 非荷重位でのトレーニング

初期は患部へのストレスを考慮し，腓腹筋，ヒラメ筋，後脛骨筋，長母趾屈筋，長趾屈筋を使って，足関節底屈・内反運動をする．後脛骨筋を使った前足部の回外運動（図6），長母趾屈筋，長趾屈筋による足趾の底屈運動（図7-A），足趾屈筋群を働かせない底屈運動（図7-B）を別々に繰り返し練習して習得させる．

その後，足関節中間位で保持（等尺性収縮）させ，足趾の自動運動を行わせる．そして，前脛骨筋と長趾伸筋，長母趾伸筋による背屈運動をさせ（図4），長腓骨筋による足部回内・底屈運動（図5-A），短腓骨筋による足部外転運動を行う（図5-B）．

前記の運動が習得できたら負荷トレーニングを開始し，痛みのない範囲でのチューブなどを使った運動を行う．

② 荷重位でのトレーニング

前記のような非荷重位での足関節周囲筋の機能回復を，荷重位でのトレーニングにも活かせるようにトレーニングしていく．

底屈運動は両脚踵上げ運動から開始し，片脚踵上げ運動，つま先立ち歩き（図10）や種々のステップ動作の練習で動的安定性を高め，筋持久力の向上も考慮したトレーニングを追加していく．

背屈運動については，踵歩き（図8），KBW（図9）へと，荷重位での足関節コントロールをしっかり行えるように繰り返し練習する．

3）足趾の運動

足関節中間位で足趾の屈伸，外転の自動運動，タオルギャザートレーニングを行っていく（図11）．後脛骨筋，長母趾屈筋，長趾屈筋の機能を高めることが重要である．

クリニカル・テクニック
ROM改善の方法

ここで，機能回復を行っていくうえで，特にROM改善の方法について紹介する．

まず，背屈可動域の改善方法であるが，靱帯損傷や腫脹の影響で距腿関節における距骨の位置が偏位することが考えられる．よって，ROM訓練時に距腿関節における距骨の位置を徒手的に適切な位置（図2）へ誘導しながら行う必要がある．実際には図12のように距骨を天蓋（ankle mortice）内におさめるように誘導しながら行う．このときに受傷時の内出血などにより距骨後方部，アキレス腱周囲の軟部組織が硬くなっていると，うまく距骨を天蓋におさめることができないため，同部を徒手的にほぐしながら行うと距骨がおさまりやすく，背屈がスムーズに行えるようになる．また，患者自身に行ってもらう方法（図13）も指導して，頻回にROM訓練を行うことで早期の改善を図る．足関節背屈ROMの回復を評価する場合，足関節背屈ROMは個人差が大きいため，しゃがみこみ動作（図14）で確認する．このときの下腿前傾角や痛み，足関節周囲のつまり感や違和感を確認する．

次に，底屈可動域の改善方法であるが，足関節捻挫で最も損傷頻度が高い前距腓靱帯損傷では，底屈方向は靱帯に伸張ストレスがかかる方向であるため，ROM改善は靱帯の修復に合わせて時間をかけながら徐々に進めていく．しかし，その間に前脛骨筋や長母趾伸筋，長趾伸筋の伸張性低下が生じてしまうことがある．足部・足関節背側部で伸筋腱の滑走不良を呈している場合，足趾屈曲位での足関節底屈運動や足趾運動を行い，伸張性改善を図る．また，底屈制限に対しては，ピローなどのクッションを利用

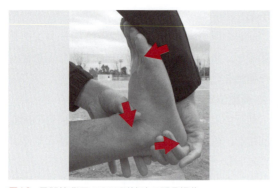

図12 足関節背屈 ROM 訓練時の距骨操作
距骨を天蓋内におさめるように誘導しながら背屈可動域を改善していく．

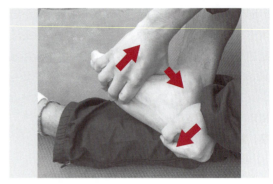

図13 足関節背屈 ROM 訓練（セルフトレーニング）

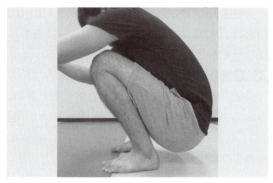

図14 しゃがみ動作
足関節周囲の痛みやつまり感，下腿の前傾角度をチェックする．

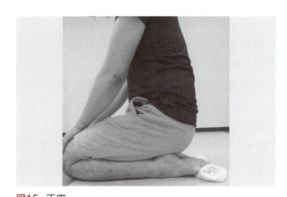

図15 正座
クッションで足趾屈曲位にしながら，3〜5分の正座にて持続ストレッチを行う．

して段階的に足趾屈曲位での正座をさせ，持続的にストレッチングする（図15）ことで改善を図る．

IV 再発予防に向けた身体動作改善のための対応

1 バランス機能の改善

Evans ら[7]は足関節捻挫後，片脚立位保持での姿勢制御機能の低下が健側，患側ともに起こると報告している．足関節捻挫後には低下したバランス機能を改善することが必要となる．方法としては，まず開眼での片脚立位保持が安定して不安なく行えるように練習する．開眼での片脚立位保持が安定して行えるようになると，より固有感覚を刺激する目的で閉眼での片脚立位保持練習を行う．バランスディスクなどのバランストレーニング用具を用いて，より不安定な接地面での立位保持を練習することも必要であるが，スポーツにおいては，ボールの動きや周囲の状況を把握するために視覚情報を活用しているため，視覚情報に頼らない，より固有感覚を利用した姿勢制御能力が必要である．そのため，シンプルな方法ではあるが，

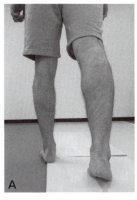 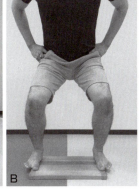 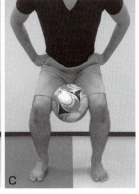

図16　内側荷重での歩行練習，スクワット
A：内側荷重歩行，B：内側荷重でのスクワット，C：ボールを挟んだスクワット
股関節内転・内旋，膝外反位をとったり，体幹を反対側へ側屈しないよう，下肢ニュートラルポジションを保持するように指導する．

閉眼での姿勢制御練習を繰り返し行うようにしている．筆者らのかかわっている高校サッカーチームでは最低でも60秒間，できれば90秒間保持できるように指導している．

2 神経筋コントロールの改善

十分な筋力とROMが改善してくると，スポーツ復帰に向けてはさまざまな重心偏位や外力に抗して足関節の肢位をコントロールするための神経筋機能の改善が必要である．足部荷重では，内側荷重優位，外側荷重優位のどちらでも安定して保持する練習を行う．例えば内側荷重位での歩行練習（図16-A）や内側荷重位でのスクワット（図16-B）を行う．その際に注意する点は，内側荷重を意識するあまり，股関節内転・内旋位，膝外反位をとったり，体幹を反対側へ側屈したりしないよう，下肢ニュートラルポジションを保持するように指導する．そのために，股関節の内旋・外旋可動域を確認し，可動域の特徴に応じて股関節内外旋筋・内外転筋のストレッチングと筋力トレーニングの組み合わせを考えて行う．例えば，股関節外旋可動域優位の場合には，膝内側でボールを挟んでのスクワットトレーニングを行う（図16-C）．

V 理学療法プログラムの実際

競技復帰に向けての理学療法プログラムの実際を，スポーツにおける基本的な動作である走動作，ジャンプ着地動作，ストップ方向転換動作について紹介する．

1 走動作

まずは，両脚でのスクワットから開始する．このときに，
①両脚均等荷重で行えているか，
②足部の荷重が側方偏位していないか（図17-A），

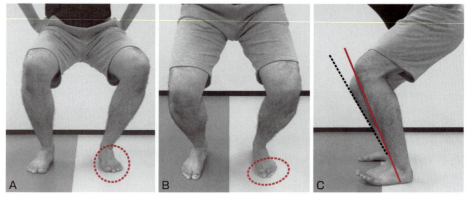

図17 間違ったスクワット動作
A：足部外側荷重となっている．
B：荷重が前足部へと移動してきた際に，足趾を過度に屈曲している．
C：膝屈曲時に足関節背屈が不十分なため，下腿の前傾が不足し，重心が後方偏位となっている．

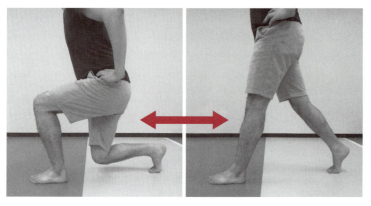

図18 スプリットスクワット
足を前後に開脚してスクワット運動を行う．その際，荷重は両脚均等体重とし，後ろ足が内反位をとらないように注意する．

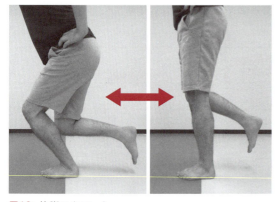

図19 片脚スクワット

③足趾を過度に屈曲していないか（図17-B），
④膝屈曲時に十分な足関節背屈が行えているか（図17-C），
⑤股・膝・足関節が連動してスムーズに屈伸できているかを確認する．

　この動作が問題なく行えていれば，次にスプリットスクワット（図18），片脚スクワット（図19）へと進めていく．このときも，②〜⑤を確認しながら適宜修正を加えていく．片脚スクワットが十分に行えるようになると膝屈曲位で前進するKBW（図9）を開始する．このときにも，②〜⑤を確認しながら，全体として安定して行えているかを確認する．KBWが問題なく行えていれば，ジョギ

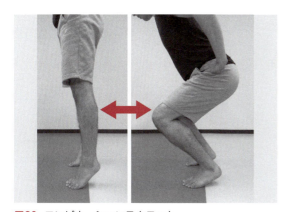

図20 コンビネーションスクワット
スクワット姿勢で踵を挙上し，踵挙上位を保持したまま股関節・膝関節を伸展していく．

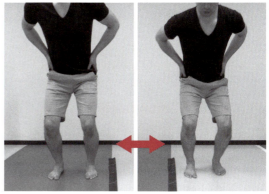

図21 両脚での両脚往復横跳び
両脚跳びでラインを跳び超える．連続で往復する．

ング（時速6〜8km程度，400mトラックの場合，1周3〜4分のペース）を開始する．ジョギング開始時はジョギングとウォーキングのインターバルトレーニングで行うようにして，患部への負荷を考慮する．患部の症状（疼痛，腫脹）に注意しながら徐々にジョギングの距離をのばしていき，スローロングジョグへと進める．さらに，速度を上げてランニング（時速10〜12km程度，400mトラックの場合，1周2分〜2分30秒のペース）へと進めていく．併行してラダーなどを使用したアジリティトレーニングを行う．その際，まず正確なステップを練習し，徐々に速度を上げて素早い踏み返し動作練習へと進めていく．

スプリント走の向上のためには，まず加速と減速を習得するために加速走をトレーニングし，ダッシュへと進めていく．

2 ジャンプ着地動作

両脚でのスクワットと両脚でのカフレイズが安定して可能となれば，コンビネーションスクワット（図20）を行う．このとき前述した，②〜⑤を確認するが，特に着地動作を意識してつま先立ち姿勢から膝を屈曲する際に，足関節の内反・外反が生じないように指導する．コンビネーションスクワットが問題なく行えていれば，両脚ジャンプへと進める．その際，まずは低い台（10cm程度）に飛び乗る（ジャンプオン）動作から開始し，次に台から飛び降りる（ジャンプオフ）動作を練習する．このときも前述の，②〜⑤を確認する．動作の正確性を確認しながら台の高さを段階的に上げていく．さらに両脚での連続ジャンプとして縄跳びや両脚での往復横跳び（図21）を行う．さらに片脚でもジャンプオン，ジャンプオフ，往復横跳びと進めていき，最終的に片脚バウンディングやゆっくりとした助走からの踏み切りジャンプを練習していく．

3 ストップ方向転換動作

両脚スクワット動作がスムーズに行えるようになれば，ツイスト動作（図22）を練習する．これは母趾球を回転中心とし，股関節の内旋・外旋運動を利用した方向転換動作であり，母趾球荷重を保持しながら股関節で足部の向きを変えられているかを確認する．ツイスト動作が問題なく行えるようになれば，クランクターン（KBWから片脚母趾球を回転中心にして90°方向転換）やクロス

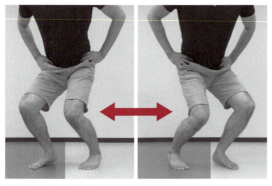

図22 ツイスト動作
母趾球荷重を保持しながら，股関節の内外旋運動で足部の向きを変える．母趾球荷重が保持できているか，股関節での方向転換がうまく行えているかを確認する．バスケットボールのようなツイスト動作（ピボットターン）が頻回に必要な競技の場合には，繰り返し練習して習熟させる必要がある．

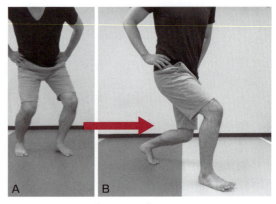

図23 クロスオーバーステップ
ツイスト動作後（A）に，進行方向に対して遠いほうの脚（図では右脚）からステップする．軸脚（図では左脚）が内反位をとらないように注意する．

オーバーステップ（図23）動作練習を行い，より多方向へ複合的な方向転換動作を練習していく．また，ハーキーステップ（素早くその場足踏みを行う）動作練習を行い，素早く踏み返し動作をしながら減速するストップ動作の練習へと進めていく．さらにストップ動作，加速走が安全に行えるようになれば，前後方向への切り返し走を行う．また，前述のサイドバウンディングが安定して行えるようになれば，左右方向への切り返し走やシャトルランを行っていく．

Ⅵ 受傷状況を考慮した再発予防の取り組み

　スポーツ外傷に対する競技復帰に向けてのリハビリテーションを考えるうえで考慮すべきポイントは，①スポーツ傷害による機能不全状態からの回復，②スポーツ傷害の予防である．

　スポーツ傷害による機能不全状態からの回復とは，単に患部の治癒だけでなく，復帰する競技種目・競技レベルに見合った身体的・技術的能力の回復も含まれる．つまり，足関節捻挫においては，走動作，ジャンプ着地動作，ストップ方向転換動作などスポーツにおける基本的な動作に加えて，キック動作，スライディング動作，セービング動作，投動作など競技種目に特異的な動作や競技レベルに必要な動作の習得がゴールとなる．競技に特異的な動作に対するリハビリテーションを考える際には，その競技をよく観察し，競技特有の動作を分析し，身体にどのような動き（関節運動），どのような負荷（荷重や外力など）が生じているかを十分に把握する必要がある．さらに，競技者や指導者などから競技についての専門的な情報を収集して活用できれば，より競技の特性を考慮したリハビリテーションプログラムが提供できる．

　スポーツ傷害の予防を考えるうえで重要なことは，その傷害の発生要因を特定し，アプローチすることである．そのためには，受傷状況を詳細に分析し，発生要因を個体要因，環境要因，トレーニング要因に分類して，傷害発生と個体（身体的）要因との因果関係を明らかにする必要がある．足関節捻挫の身体的発生要因については，足関節の背屈ROM制限や背屈筋力低下などが報告されているが，対象者の競技などがさまざまであり，受傷状況も不明である[5, 8]．そこで，筆者らがかかわっている高校サッカーにおける傷害発生要因の

表1 受傷動作の分類

スポーツ基本動作	走動作	ジョギング，ランニング，ダッシュ，カーブ走
	ジャンプ・着地動作	ヘディングやキャッチング時のジャンプ・着地動作
	ストップ・方向転換動作	パスやドリブル後のストップ・方向転換動作
	接触動作	チャージなど上肢・体幹との接触動作
サッカー関連動作	ミスキック動作	足部の間違った場所でボールをインパクトしたキック動作
	トラップ動作	足部でのトラップ動作
	キック踏み込み動作	キック動作時の軸足
	相手との同時キック動作	ボールを介して相手選手と蹴り合う動作
	スライディング動作	足から滑り込んで相手のボールを押さえるか，または奪う動作相手からスライディングを受けたものも含む

分類に際して，受傷時の状況，受傷時のプレーについて，詳細な聞き取りを複数の理学療法士もしくは1名の理学療法士が複数回行った．

検討と受傷状況を考慮した再発予防について紹介する．

1 足関節捻挫発生の特徴

まず，足関節捻挫の発生状況を分析してみると，内反捻挫が65％と大半を占めており，外反捻挫が22％，底屈捻挫が13％であった[9]．受傷時の接触の有無について，発生状況を接触プレーと非接触プレーで分けて分析してみると，接触プレーによる受傷が38％，非接触プレーによる受傷が48％であった[9]．

次に，受傷動作についてスポーツ基本動作とサッカー関連動作とに分類した．スポーツ基本動作とは，走動作やジャンプ動作，着地動作などスポーツの基本的な動作とし，サッカー関連動作はキック動作やスライディング動作などサッカー特有の動作として分析をしてみた．表1はこの分類の基準を示している．この分類でまとめると，スポーツ基本動作時に比べてサッカー関連動作時のほうが外反捻挫と底屈捻挫の占める割合が多かった[9]．Woodsらは，イギリスプロサッカーリーグで発生した足関節捻挫を調査し，サッカーでは外反捻挫が競技特異的に発生していると報告している[10]．すなわち，サッカーにおける特異的な捻挫は外反捻挫であり，その受傷動作はサッカー関連動作にあることが示唆されたことになる．

2 サッカー関連動作時の受傷動作の特徴

サッカー関連動作時に発生した足関節捻挫の64％が接触プレー，36％が非接触プレーであった[9]．Woodsらは接触プレーによる捻挫の予防には，不必要で危険な接触プレーを最小限にコントロールすることが必要であり，それには選手教育と指導者への的確な情報提供が必要であるとしている[10]．

非接触プレーによる受傷について受傷動作をさらに詳しくみてみると，「ミスキック」が53％，「キック踏み込み」が26％，「ミストラップ」が7％であった．非接触プレーではミスキックやキック踏み込み時に生じていることから，蹴り脚側の股関節によるボールコントロールスキルの問題，軸足側の股関節周囲筋力や体幹のコントロールの問題が影響しているのではないかと推察する．そこで，サッカー関連動作時の受傷に対する対応を次に紹介する．

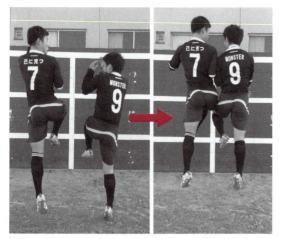

図24　接触を伴うジャンプ動作練習
空中で接触し，バランスを崩さずに着地をするように指導する．最初は弱く当たり，徐々に強く当たるようにしていく．最終的にはボールを使って競り合うようにする．

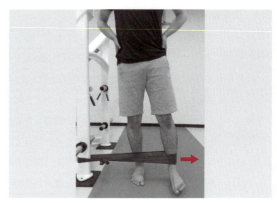

図25　股関節外転チューブトレーニング
軸脚（図では右脚）がぐらつかないように，体幹が軸脚側へ側屈しないように指導する．

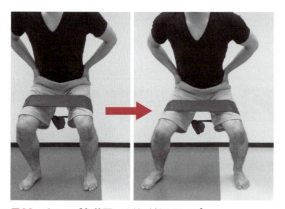

図26　チューブ負荷下でのサイドステップ
チューブ負荷により股関節内転・内旋，膝外反位とならないように，股関節外転筋群・外旋筋群を働かせてコントロールするように指導する．

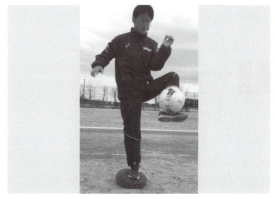

図27　バランスディスク上でのボールを使った基礎練習
片脚立位保持しながら正確にインサイドキック，インステップキックなどを行う．

3 競技復帰に向けての対応

　サッカーの競技復帰において，再発予防の観点から，スポーツ基本動作時の受傷に対するトレーニングとサッカー関連動作時の受傷に対するトレーニングが必要になる．

　スポーツ基本動作時の受傷に対するトレーニングとしては，前述したようなバランス機能や神経筋コントロール機能を改善するようなアプローチが有効である．

　サッカー関連動作時の受傷に対するトレーニングとしては，接触プレーに対する身体づくりが重要である．腹筋，背筋，腕立て伏せなど基本的な上半身，体幹部の筋力トレーニングを積極的に行い，当たり負けしない身体作り，接触した後に無理に踏ん張らずにうまく受身がとれる身体作りを行う．また，復帰の直前には接触を伴うジャンプ着地動作練習（図24）などを行う．蹴り脚のボールコントロールスキルに対しては，股関節可動域

の改善と可動域全体にわたるストレッチと股関節周囲筋トレーニングを行う．軸脚の股関節や体幹のコントロールに対しては，立位での股関節外転チューブトレーニング（図25）やチューブ負荷でのサイドステップ（図26）などで軸脚股関節周囲筋の強化を図る．さらに，バランスディスク上のボールを使った基本練習（図27）で軸脚，蹴り脚のコントロールトレーニングを行う．

おわりに

足関節捻挫は発生頻度が高いだけでなく，再発率が高い．そして，何らかの後遺症が残存していることも多く，そのため新たな傷害を引き起こし，競技生活に支障をきたす．若年期から捻挫を予防する（一次予防）方法の確立が強く望まれる．そのためには，足関節捻挫の発症要因を詳細に分析する必要がある．今回はそのような観点から，リハビリテーションプログラムの一部を紹介した．対象者の競技種目や競技レベルに合わせて，リハビリテーションプログラムを考える際の参考にしていただきたい．

文献

1) McHugh MP et al：Risk factor for noncontact ankle sprains in high school athletes：the role of hip strength and balance ability. Am J Sports Med 34. 464-470, 2006
2) Verhagen RA et al：Long-term follow-up of inversion trauma of the ankle. Arch Orthop Trauma Surg 114：92-96, 1995
3) Van den Bekerom MP et al：What is the evidence for rest, ice, compression, and elevation therapy in the treatment of ankle sprains in adults? J Athl Train 47：435-443, 2012
4) Brostroem L：Sprained ankles. Anatomic lesions on recent sprains. Acta Chir Scand 128：483-495, 1964
5) Pope R et al：Effects of ankle dorsiflexion range and pre exercise calf muscle stretching on injury risk in army recruits. Aust J Physiother 44：165-172, 1998
6) Wright RW et al：Ankle syndesmosis sprains in National hockey League players. Am J Sports Med 32：1941-1945, 2004
7) Evans T et al：Bilateral deficits in postural control following lateral ankle sprain. Foot Ankle Int 25：833-839, 2004
8) Baumhauer JF et al：A prospective study of ankle injury risk factors. Am J Sports Med 23：564-570, 1995
9) 瀧口耕平ほか：高校男子サッカーにおける足関節捻挫の受傷状況と受傷動作の特徴. Journal of Athletic Rehabilitation 11：21-25, 2014
10) Woods C et al：The football association medical research programme：an audit of injuries in professional football：an analysis of ankle sprains. Br J Sports Med 37：233-238, 2003

リスクを見極め循環障害を有する足部と向き合う

山端 志保，河辺 信秀

> **下肢の循環障害を有した下肢の着眼点**
> - 循環障害の重症度を把握し，リスクの層別化をする．
> - 足底圧の異常は創傷治癒の妨げや新たな潰瘍の原因となる．

　下肢の循環障害は歩行障害だけでなく，潰瘍・壊疽を引き起こし，切断のリスクを伴う．また，他臓器（脳・心臓）への循環障害リスクも忘れてはならない．循環障害の重症度により理学療法の介入方法は異なり，また，創傷治癒の遅延や新たな潰瘍発生を予防するためには，歩行時の足底圧に考慮した運動療法プログラムの立案が必須である．

I 循環障害の病態・重症度の評価

1 下肢の血管の解剖（図1）

　心臓の左心室から出た大動脈は，大動脈弓，胸大動脈となり，横隔膜の大動脈裂孔を通り腹部大動脈となる．腹大動脈は第4腰椎の高さで総腸骨動脈（CIA）に分かれる．総腸骨動脈はさらに主に下肢へと向かう外腸骨動脈（EIA）と主に骨盤内に分岐していく内腸骨動脈（IIA）に分かれる．外腸骨動脈は鼠径靱帯の中央部に向かって外下方に走り，血管裂孔を通って大腿に至り大腿動脈となる．大腿動脈は深大腿動脈（DFA）に分岐するが，分岐する前の大腿動脈は特に総大腿動脈（CFA）と呼ばれ，分岐後は浅大腿動脈（SFA）と呼ばれる．浅大腿動脈はそのまま下行して膝窩に至ると膝窩動脈（POP.A）と呼ばれるようになる．膝窩動脈は膝の後下方で下腿の前方に向かう前脛骨動脈（ATA）と後方へ向かう後脛骨動脈（PTA）に分かれる．前脛骨動脈は下腿の前面を通って足背動脈になる．後脛骨動脈は基部付近で腓骨動脈（Pero.A）に分かれ，内果後方を通って足底動脈となる．

　大腿動脈（上前腸骨棘と恥骨結節の中間，鼠径靱帯の下），膝窩動脈（膝後面の上内側），後脛骨動脈（内果後方），足背動脈（足背長母指伸筋腱外側）の4つの動脈が触知できる．

2 末梢動脈疾患

　末梢動脈疾患（peripheral arterial disease：PAD）とは，「末梢動脈が狭窄・閉塞したために四肢末梢に循環障害（虚血）をきたした病態」の総称である[1]．正確な統計はないが下肢末梢動脈疾患は，国内で300万〜400万人が罹患しており，その

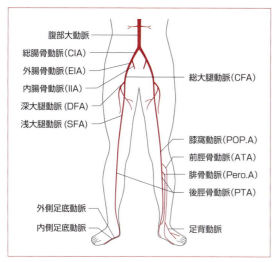

図1　下肢の血管の解剖
膝窩動脈以遠の3本の動脈を下腿三分枝と呼び，前脛骨動脈は，**足背までの広範囲な angiosome**（解剖学的血行支配領域）をもつ．腓骨動脈の栄養する部分は**足関節まで**である．後脛骨動脈は，**足底の組織を広く栄養する**．

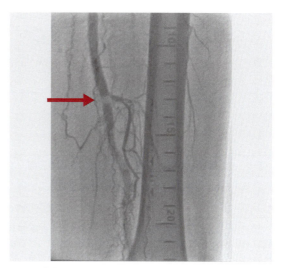

図2　浅大腿動脈閉塞（下肢血管造影）

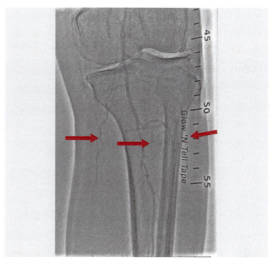

図3　下腿病変（下肢血管造影）
下腿三分枝の狭窄の例．

うち症候性の末梢動脈疾患患者は100万人程度いると推定されている．

原因は，閉塞性動脈硬化症（arteriosclerosis obliterance：ASO）が大部分を占め，そのほかにはバージャー病や膠原病などがある．

ASOは，50歳以上の高齢男性に好発し，喫煙，糖尿病，高血圧，脂質異常症などの動脈硬化のリスクファクターを有していることが多い．腹部大動脈を含め，四肢への主幹動脈，特に腸骨動脈，大腿動脈（**図2**）が侵されやすいが，糖尿病患者や透析患者では下腿病変（**図3**）を合併しやすい．現在，糖尿病患者や透析患者の増加に伴い，高齢PAD患者が増加してきている．

3 臨床症状

下肢の冷感，しびれ，間欠性跛行，重症例では安静時疼痛，潰瘍，壊死などを認め，これらの症状をまとめたFontaine分類とRutherford分類を**表1**に示す．Fontaine分類では，Ⅰ度は無症状，Ⅱ度は間欠性跛行，Ⅲ度は安静時疼痛，Ⅳ度は潰瘍や壊死で，側副血行路の発達に応じた虚血の重症度を示すものとして以前から広く用いられている．FontaineⅡの「間欠性跛行」とは，一定の距離を歩行後，下肢に疼痛，だるさ，しびれを生じ，休息することによりその症状が軽快することである．間欠性跛行を生じる疾患としては，脊柱管狭窄症や腰椎疾患との鑑別が必要である（**表2**）．FontaineⅢ，Ⅳは重症下肢虚血（critical limb isch-

表1 Fontaine 分類と Rutherford 分類

Fontaine 分類		Rutherford 分類		
度	臨床所見	度	群	臨床所見
I	無症候	0	0	無症候
IIa	軽度の跛行	I	1	軽度の跛行
IIb	中等度〜重度の跛行	I	2	中等度の跛行
		I	3	重度の跛行
III	虚血性安静時痛	II	4	虚血性安静時痛
IV	潰瘍や壊疽	III	5	小さな組織の欠損
		III	6	大きな組織の欠損

Fontaine 分類のIII,IVや Rutherford 分類の4以上を重症下肢虚血（CLI）と呼ぶ．Fontaine I→II→III→IVと進むわけではなく，Fontaine Iから突然III,IVを発症することもある．原因は，重症虚血であっても，脳梗塞や冠動脈疾患のため間欠性跛行が出るほど活動しない場合や糖尿病性神経障害による慢性無症候性虚血である．
表中の跛行は，間欠性跛行をさす．

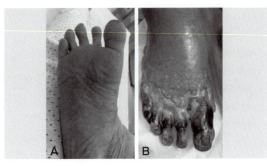

図4 重症下肢虚血（CLI）
A：FontaineIII 安静時疼痛，B：FontaineIV 潰瘍・壊死
CLI の安静時疼痛は耐え難く強いものであり，疼痛を回避するために，ベッドから虚血肢だけを下垂させていたり，ベッドの上で下肢を抱え込むようにしている症例が多い．

表2 PAD と脊柱管狭窄症との鑑別

		PAD	脊柱管狭窄症
症状の比較	安静時下肢疼痛	あり	なし
	歩行時下肢疼痛	片側に多い	両側
	姿勢と症状	歩行停止で軽減	前かがみで軽減
	腰痛	まれ	あり
	自転車乗車時の疼痛	あり（歩行時と同様）	なし
	しびれ感	足部・下腿部	大腿部・殿部
診断方法の比較	下肢の動脈拍動	減弱	あり
	脈波・皮膚温の左右差	あり	なし
	冷水負荷からの回復	遅い	普通
	腰部 X 線写真	正常	狭窄部あり

PAD では，間欠性跛行の出現する距離（跛行距離）に再現性があり，また，前屈などの姿勢変化による疼痛改善を示さない．

emia：CLI）と呼ばれている（図4）．

4 治 療

PAD の治療戦略を以下に示す[1]．

1）Fontaine I（無症状）

リスクファクター（喫煙，高血圧，脂質異常症，糖尿病など）のコントロールに準じた日常生活の改善を指導する．

慢性無症候性虚血*である場合もあるので注意が必要である．

2）Fontaine II（間欠性跛行）

運動療法が奨励されている（III．理学療法プログラムの実際「1 Fontaine II」の項参照）．

血管の病変が近位である場合は，血行再建術（図

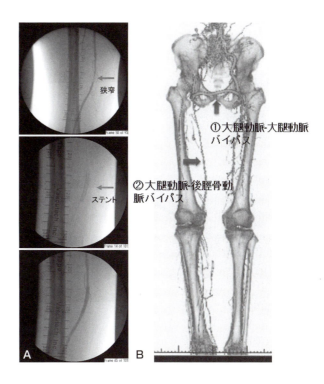

図5　血管内治療と外科的バイパス術
A：血管内治療例，B：外科的バイパス術例
大腿動脈閉塞に対してステント留置した例.

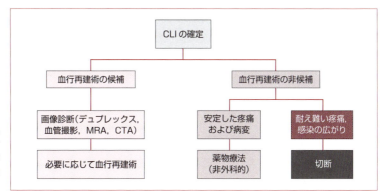

図6　重症虚血肢患者のアルゴリズム
脳・心疾患血管の重篤な障害を合併している症例も多く，血行再建術のリスクが高いため，切断術を施行せざるをえない場合もある．　　（文献1）より引用）

5）が選択される．血行再建術には，バルーン拡張術とステント留置術の血管内治療と外科的バイパス術の2つがある．血管内治療と外科的バイパス術を組み合わせたハイブリット治療も行われている．

3）Fontaine Ⅲ，Ⅳ（安静時痛，潰瘍・壊疽）（図6）[1]

治療目標は，疼痛軽減，潰瘍治癒，肢切断の予防，QOLの改善，および生存期間の延長である．そのためには，血行再建術による血行動態の改善

---

*慢性無症候性虚血（chronic subclinical limb ischemia）：CLIに相当する虚血肢であっても，安静時痛や潰瘍・壊死のない症例で，このような患者は靴ずれなどのちょっとした外傷や感染からCLIになりやすい．これらの患者は2つのタイプに大別される．1つは下肢筋肉のエネルギー効率がよいなどの機序によって虚血症状が現れにくい患者である．もう1つは歩くと症状は生じるが積極的に歩行しないため，自覚症状として認識されないタイプである．特に後者はCLIへ移行する可能性が高いため要注意である．

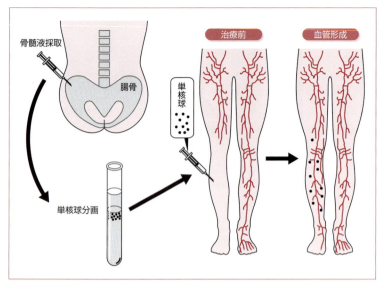

図7 血管再生治療—自家骨髄単核球細胞移植のイメージ図
自家骨髄単核球細胞移植と自家末梢血単核球細胞移植がある.
図の自家骨髄単核球細胞移植は,自家骨髄単核球細胞を虚血肢に移植し,虚血部周囲の組織からの血管新生や側副血行の発達を促す. (文献2)より引用)

が不可欠であり,併せて疼痛管理と感染の管理,心血管系リスクファクターの管理が必要である.しかし,重篤な脳心血管疾患の合併により血行再建術のリスクが高く,切断せざるをえない場合もある.また,既存のあらゆる治療に抵抗性で下肢切断を行わざるをえない症例を対象に,新しい治療法として血管再生治療(図7)[2]が臨床応用されている.

5 予後

末梢動脈疾患患者の転帰を図8[1]に示す.50歳以上のPADの集団において,典型的跛行は10〜35%,CLIは1〜3%である.CLIの予後はきわめて不良であり,1年後の転帰は切断35%,死亡25%である.CLI以外の症例の5年後の転帰は,跛行の悪化が10〜20%,CLIが5〜10%,非致死的心血管イベントが20%,死亡10〜15%で,死亡原因は75%が心血管イベントと報告されている[1].

また,下肢切断を受けた症例の2年後の転帰は,対側肢の切断が15%,死亡30%と報告されている(図9)[1].

さらに,CLIの5年生存率は50%,10年生存率は10%と低い.間欠性跛行例の5年生存率は70%で10年生存率は約50%である(図10)[1].末梢動脈疾患の死因の40〜60%は冠動脈疾患であり,10〜20%は脳動脈疾患が占め,そのほかは大動脈解離が10%である.

以上のようにPADの予後はきわめて不良であり,足部病変だけをとらえるのではなく,切断や,死亡率が高いことを念頭に置き,リスク管理を行いながら理学療法を行う必要がある.

6 リスクの層別化

評価の手順

以下の評価からリスクの層別化を行う.

① 患者歴から,虚血肢に至る原疾患と現病歴,リスクファクターなどを確認

PADの40〜60%は冠動脈疾患か脳動脈疾患を有し,23〜42%に腎動脈狭窄を認めている.PADは全身の動脈硬化の一部分症であり,虚血性心疾患や脳血管疾患などその他の動脈硬化性病変や,糖尿病,高血圧,喫煙といったリスクファクターを考慮し,運動療法の制限や禁忌を主治医

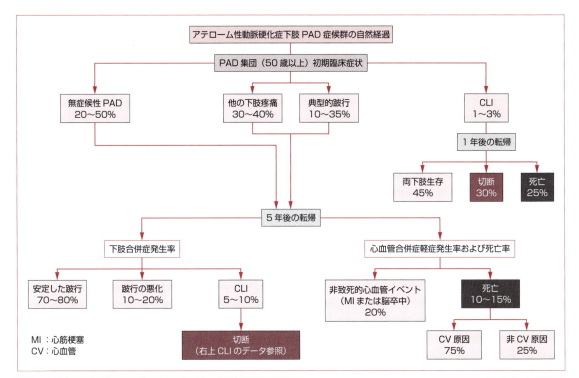

図8 アテローム性動脈硬化症下肢PAD症候群の自然経過 (文献1)より引用)
CLI症例の割合は高くないが，下肢・生命の予後はきわめて不良である．

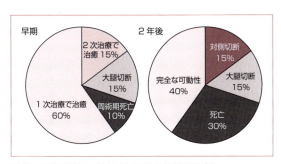

図9 下腿切断を受けた患者の2年後の転帰
切断後も下肢と生命の予後は不良である．（文献1)より引用）

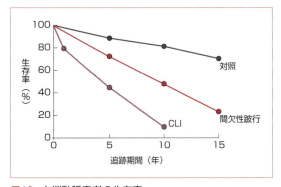

図10 末梢動脈患者の生存率
CLI症例の生存率は5年後で50％，10年後には10％まで低下する．
（文献1)より引用）

に確認する必要がある．

- 糖尿病の合併：糖尿病はPADのリスクファクターの1つであるが，糖尿病を合併したCLIの病態はより複雑となる．糖尿病性足病変の詳細については次項にゆずるが，糖尿病性神経障害の合併により防御疼痛の消失（知覚神経障害），足底圧の変化（自律神経障害，運動神経障害による足部変形），発汗低下・皮膚血流分布異常（自律神経障害）が生じ，そこにPADの虚血症状が加わって，潰瘍・壊疽が生じやすくなっている．また，免疫力の低下から易感染性となり，ひとたび感染すれば創傷治癒は遅延する．さらに多施設で長期間治療する症例も多く，このことによりメチシリン耐性ブドウ球菌など

表3 足関節上腕血圧比（ABI）

<0.9	正常
0.91〜0.99	境界型
1.00〜1.40	正常
>1.04	異常

ABIは，両上肢の両足関節部の血圧を測定し，左右差および上腕と下肢の血圧比より下肢の循環障害の診断や重症度を判定する．

の多剤耐性菌の繁殖が起こり，潰瘍・壊疽から蜂窩織炎，骨髄炎，筋膜炎を生じ切断へ至る症例も少なくない[3]．

② **画像診断や手術記録から血行動態を確認**

糖尿病症例や透析症例，またバージャー病や血管炎の症例では，下腿三分枝や，足部以遠の虚血が多く，血行再建そのものが難しい場合も多い．

③ **血行力学的検査で虚血の重症度を確認**

PADでは，閉塞の部位や範囲のほか，側副血行路の発達の程度によって臨床症状が異なるため，血行力学的検査で客観的に虚血の重症度を判定する．

- 足関節上腕血圧比（ankle brachial pressure index：ABI，表3）と足趾上腕血圧比（toe brachial pressure index：TBI）：ACCF/AHA ガイドライン[4]では，標準値は1.00〜1.40，0.91〜0.99はボーダーラインとしている．糖尿病合併例や維持透析患者では血管の石灰化が進行しており，十分に血管を圧縮できない場合には測定不能，あるいは1.4以上になることがある．その場合は，TBIが有用である．TBIの虚血肢診断カットオフ値は0.6〜0.7前後とされている．
- 経皮的酸素分圧：（transcutaneous oxygen pressure：$tcPO_2$）：30 mmHg 未満が CLI と定義されている[1]．虚血性潰瘍の治癒には，足背の $tcPO_2$ が 30 mmHg 以上必要である[5]．さらに $tcPO_2$ は肢切断レベルの決定にも用いられ，安静時 $tcPO_2$ が 20〜25 mmHg 以上の部位で切断が奨励されている[6]．
- 皮膚灌流圧（skin perfusion pressure：SPP）：一般に30〜40 mmHg 未満では，創治癒の可能性は低いとされている．皮膚血流は，CLIの重症度とともに虚血性潰瘍や切断端における治癒の可能性の評価に有用である．

④ **問診・視診・触診**

- 問診：冷感，しびれ，疼痛，間欠性跛行の有無やその経過など．下肢の症状が加齢によるものと思っているケースや，活動量が少なく間欠性跛行が出ない症例もあり，具体的な症状や活動量を積極的に聴取することが大事である．

また，糖尿病性神経障害との鑑別も必要で，虚血によるしびれは，虚血の重症度により強さや範囲が異なるが，糖尿病性神経障害によるしびれは，左右対称に出現する．

間欠性跛行を呈する症例には一般的にトレッドミルテストを実施するが，困難な場合は，WIQ（Walking Impairment Questionnaire）を用いて問診により，歩行能力のスコア化を行う．

- 視診：虚血領域の筋は萎縮し（図11），皮膚の蒼白，菲薄化，爪の変形，チアノーゼ，重症例では潰瘍や壊死・壊疽（図12）を認める．下肢の挙上・下垂により皮膚色の変化を確認する．
- 触診（表4，図13）：足背動脈，後脛骨動脈，膝窩動脈，大腿動脈の順に，末梢から体幹に向かって動脈拍動を確認する（消失・減弱・正常）．必ず両側性に触診し，同時に皮膚温の左右差もみる．筆者は，血管領域（前脛骨動脈，後脛骨動脈，腓骨動脈）に沿って，中枢から末梢へ向かって手を滑らせ，どの付近から皮膚温が低下してくるか確認している．下肢の末梢動脈の拍動は閉塞部位より末梢では消失，狭窄病変がある場合には中枢あるいは，健側と比較し，減弱する．

⑤ **間欠性跛行の診断**

安静時痛，潰瘍，壊疽がなければトレッドミルテストを行う（図14）．方法は，トレッドミルを使用し，2.4 km/時もしくは3.2 km/時，12％の勾配で跛行出現時間や最大歩行距離を評価．なお

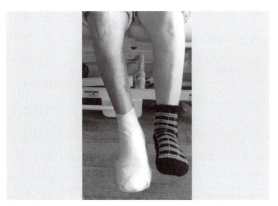

図11 筋萎縮
右後脛骨動脈と右腓骨動脈は閉塞，右前脛骨動脈はびまん性に閉塞している症例．健側と比較し右下腿は著明な筋萎縮を呈している．

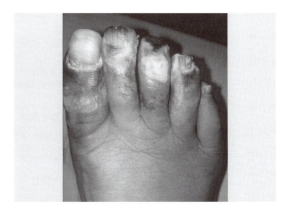

図12 潰瘍・壊疽
右第1～4趾に潰瘍，第2と4趾の先端に壊疽を認める．

表4 動脈触知
第2，3，4指を動脈に軽く当て，拍動の強さを左右の下肢で調べる．強く圧迫すると自分の拍動と混同する可能性がある．

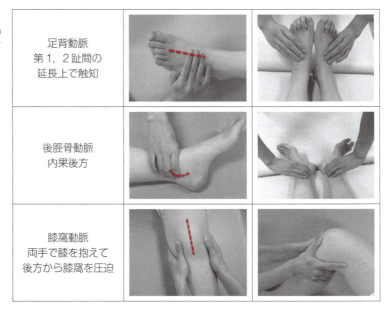

足背動脈 第1，2趾間の 延長上で触知		
後脛骨動脈 内果後方		
膝窩動脈 両手で膝を抱えて 後方から膝窩を圧迫		

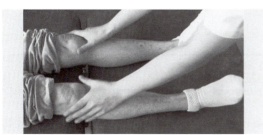

図13 皮膚温触知
血管領域（前脛骨動脈，後脛骨動脈，腓骨動脈）に沿って，中枢から末梢へ向かって手を滑らせ，どの付近から皮膚温が低下してくるか確認．

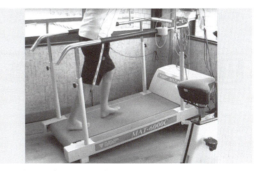

図14 トレッドミルテスト
トレッドミルを使用し，2.4km/時もしくは3.2km/時，12%の勾配で跛行出現時間や最大歩行距離を評価．

70 歳代　男性，閉塞性動脈硬化症

①患者歴から，虚血肢に至る原疾患と現病歴，リスクファクターなどを確認

・原疾患：閉塞性動脈硬化症
・現病歴：以前から間欠性跛行あり．靴擦れがいつまでも治らず潰瘍化した．
・既往歴：糖尿病性腎症で透析中　陳旧性心筋梗塞
・リスクファクター：糖尿病，喫煙

②画像診断や手術記録から血行動態を確認

・右 PTA：75%，右 ATA：100%（捕捉：右後脛骨動は 75%狭窄，右前脛骨動脈は閉塞）
・PTA は血行内治療で拡張できたが，ATA は石灰化が強く，治療を断念．
（捕捉：下腿後面，足背は血流が改善できたが，下腿前面〜足背は虚血あり）

③血行力学的検査で虚血の重症度を確認

・ABI：0.73/1.05，$tcPO_2$：足背 35 mmHg，SPP：足背 25 mmHg
（捕捉：右下肢は中等度の血流障害があり，足背の血流はきわめて低下）

④問診・視診・触診

・右前足部に冷感，しびれ，疼痛（VAS85）あり．
・右下腿は著明な筋萎縮を認め，足底部はチアノーゼあり．
・右第 1〜4 趾に潰瘍，第 3.4 趾は先端に黒色壊死を認める．
・足背動脈：消失/正常　後脛骨動脈：減弱/正常　膝窩動脈：正常/正常　大腿動脈：正常/正常
・皮膚温は，右下腿前面近位 1/3 付近から徐々に低下し，足趾の冷感は強い．

⑤間欠性跛行の診断

・安静時疼痛，潰瘍・壊疽あり，右下肢 Fontaine Ⅳ

⑥ Fontaine 分類

・7 分 12 秒で右下腿に間欠性跛行出現．12 分 36 秒で終了．
・間欠性跛行出現距離：288 m 最大歩行距離：504 m，疼痛回復時間：4 分 18 秒

以上の評価からリスクの層別化を行う．

Fontaine Ⅳの重症虚血肢．ATA 領域の血流障害があり，ABI は中等度に低下，足部背側の皮膚血流は重度に障害されており，潰瘍の治癒は，難治化が予測される．切断も視野に入れて理学療法を行う必要がある．虚血性心疾患にも注意が必要である．

図15　リスクの層別化の例

筆者の施設では，テスト後，疼痛が消失するのにかかる時間も計測している．

⑥ Fontaine 分類

評価①〜⑤を統合し，Fontaine 分類を評価し，リスクの層別化を行う．

図15 にリスクの層別化を行った例を示した．

Ⅱ 足部・足関節の機能と足底圧の評価

1 感覚検査

前述のように糖尿病合併症例では，足潰瘍のリスク評価のため感覚検査も行う．Semmes-Weinstein monofilament（5.07）を使用し触圧覚を評価する（詳細は p.165 を参照）．5.07 モノフィラメント（10 g）が感知できない場合は足潰瘍形成の独立したリスクファクターとなる．

表5 関節可動域評価

関節可動域テスト		右	左
股関節	伸展		
	外転		
	外旋		
	内旋		
膝関節	屈曲		
	伸展		
足関節	背屈（膝伸展）		
	背屈（膝屈曲）		
	底屈		
	内反		
	外反		
第一中足趾節関節	屈曲		
	伸展		
足部変形など			
後足部アライメント			

下肢の関節可動域や足部変形，後足部のアライメントなども両側評価する．

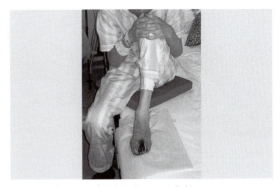

図16 疼痛のため膝をかかえている患者
CLIの安静時疼痛は非常に強く，患者は常に疼痛逃避姿勢をとっている．

2 関節可動域（表5）

CLIの疼痛は非常に強いものである．患者は，疼痛を回避するため，ベッド上や車椅子座位時に下肢を屈曲させ脚をかかえていることが多く（図16），また，ベッドから患肢を下垂させていたり，ベッドの頭側を上げたままで就寝することも多いため，下腿浮腫が著明となり，下肢の屈曲拘縮が生じやすい．

糖尿病や透析症例では足関節背屈制限や中足趾関節伸展制限が出現しやすく，また糖尿病患者では運動神経障害による，足変形〔クロウトゥ（図17），ハンマートゥ，外反母趾（図18），凹足変形，シャルコー足変形〕の合併もみられる．また，足部のアライメント（図19）[10]も重要であり，回内側は足部の内側に負荷が集中し，回外側は足部の外側へ負荷が集中しやすくなる．これらの関節可動域制限や足部のアライメント異常は足圧の異常を引き起こし，胼胝や鶏眼，足潰瘍の発症リスクの要因となるため注意が必要である．創傷がある場合は，創部周囲への過度な皮膚伸長ストレスがかからないように細心の注意を払いながら評価を行う．

3 下肢筋力

虚血そのものによる筋萎縮のほか，疼痛，潰瘍などによる活動量の低下や安静指示などにより筋力低下を引き起こしやすい．

MMTやhand-held dynamometerなどを用いて下肢筋力を評価する．

4 歩行

トレッドミルテストを行う〔「⑤間欠性跛行の診断」トレッドミルテスト（p.148）参照〕．

実臨床では2.4km/時の歩行そのものが困難な症例も多く，平地での歩行や，6分間歩行テストなどで間欠性跛行を評価する．

また，前述のWIQ（Walking Impairment Questionnaire）を用いて問診により，歩行能力のスコア化を行う．

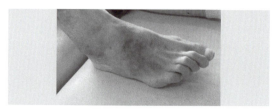

図17 クロウトゥ
糖尿病をリスクファクターに持つ PAD 患者.

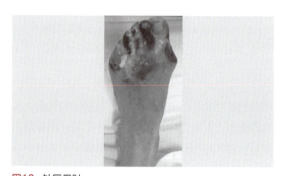

図18 外反母趾
糖尿病を合併した強皮症の CLI 症例.

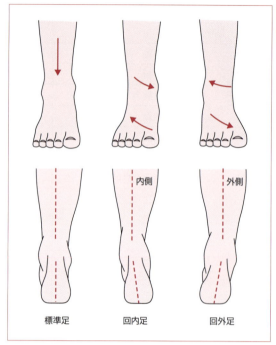

図19 足部のアライメント （文献 10）より一部改変）

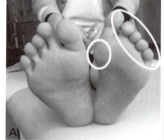
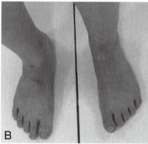
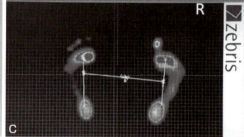

図20 足圧分部測定
A, B：足部感覚が脱失および左第 2～5 趾クロウトゥと母趾球に胼胝を認める.
C：患者の立位時の足圧分布. 胼胝を形成している左母趾球に足圧上昇を認める.（Zebris, リンターリハ社）

5 足底圧

　足底圧（図20）の異常は，足部の疼痛，関節可動域制限，筋力低下，変形，潰瘍・足趾切断，足部の感覚障害などにより生じる．CLI の皮膚は痩せていて脆弱であり，また潰瘍がある場合，創部への荷重は，創傷治癒を妨げるため，特定の部位に過剰な足底圧がかかっていないか，またフットウエアの効果判定として，足底圧を評価する．評価方法は，足圧分布測定機器やフットプリントなどを使用して，立位・歩行時にどこの部位に最も圧がかかるか，足底圧の分布の評価を行う．同時に歩行の動画を撮影しておくと，歩容との関連についても評価できる．

III 理学療法プログラムの実際

1 Fontaine II

- 目的：歩行距離を増加させて QOL の向上を目指し，原因となった動脈硬化性因子（糖尿病，高血圧，脂質異常症など）の是正を図ることである．
- 理学療法の実際：監視型運動療法を有効とする多くのエビデンスがあり[1]，トレッドミルを使用した運動療法が一般的である．

虚血性心疾患や脳血管疾患がある場合は，リスクに応じた運動負荷強度を医師に確認する．心疾患の既往がある場合は心肺運動負荷試験を実施し，嫌気性代謝閾値（anaerobic threshold：AT）の運動強度で運動療法を実施する．運動中にはモニター心電図を装着し，AT 時の心拍数以上に上がっていないか，また不整脈の有無についてモニタリングするとともに運動前後で血圧などのバイタルサインのチェックも行う．

また，殿筋跛行や大腿動脈拍動の減弱あるいは，消失が認められるような近位部の病変の場合は，運動療法や薬物療法よりも血行再建を優先させる．

クリニカル・テクニック
トレッドミル歩行

- 機器：トレッドミル
- 運動強度：歩行による疼痛が 3〜5 分以内に出現するスピード・勾配に調整する．中等度の疼痛を生じることなく 10 分以上歩行できるようになれば，トレッドミルのスピードや勾配を増加する．まずは，3.2km/時まで徐々にスピードを上げ，その後勾配を増加するのがよい．
- 方法
  ① 疼痛が中等度になった時点で歩行を中断する（跛行出現時に中断すると最適な効果は現れない）．
  ② 疼痛が消失するまで安静にする．
  ①，②を繰り返す．
- 運動時間：30 分から始め，その後は 1 回当たり 1 時間まで延長する．
- 運動頻度：週 3 回を基本とする．

2 Fontaine III, IV（CLI）

- 目的：疼痛軽減，潰瘍の治癒，肢切断の予防，QOL の改善，生存期間の延長であり，切断をせずに QOL を保ちながら長期生存を実現することにある[1]．

CLI に対する運動療法のエビデンスは十分でなく，日本循環器学会のガイドライン[7]には，CLI の運動療法はいまだ禁忌と書かれている．その理由は CLI の血流改善なしに，運動療法を行った場合，さらなる虚血を誘発し，症状の悪化が懸念されるからである．しかし，近年，CLI などに対して集学的に治療を行う施設や創傷治癒センターなどの先駆的施設では，血行再建術後，十分に血流が改善したのちに，運動療法を導入している．Rutherford 分類 5 では，創傷治癒まで 1ヵ月，Rutherford 分類 6 では 3ヵ月かかる[8]．その間，理学療法がなく，ベッド上で過ごせば歩行困難に陥ることは明白である．また，創部にむやみに荷

表6 創傷部位へのリスク管理

- 創傷部位の確認
- 感染の有無
- 炎症の状況（発赤，腫脹，熱感，疼痛，C反応性蛋白，白血球数など）
- 安静時痛の有無
- 下肢の血流の状態（SPP，下肢動脈エコー，カテーテル検査など）

（文献9）より引用）

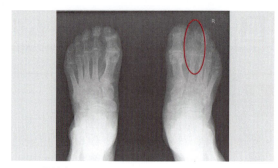

図21 骨髄炎
右第2趾の基節骨および末節骨は骨髄炎のため，ほぼ全体が脱灰している．

重をかけて歩行することは逆に創部治癒を妨げる．現在CLIに対する運動療法のガイドラインはなく，エビデンスは十分ではないが，筆者の施設で取り組んでいるリスク管理と理学療法について紹介する．

1) リスク管理

①創傷部位へのリスク管理（表6）[9]

- 潰瘍：創傷の治癒過程で得られる肉芽は非常にもろく，わずかな負荷により肉芽形成は阻害され，上皮化の遅延を招くことがある．したがって，創傷部の免荷は必須である．
- 感染：血行再建術後，乾燥した壊死組織が浸潤するに従い，虚血により活動を抑えられていた細菌が栄養分を得て一気に繁殖し，潰瘍拡大，壊疽へと進行してくることがある．そのため，血行再建術後は末梢血行の評価とともに感染徴候の有無を十分に観察する必要がある．
感染には，局所の疼痛，熱感，発赤，腫脹，膿といった炎症所見を伴う．排膿や滲出液も多く，膿苔が付着している．骨髄炎を合併している場合は，足趾の腫脹，発赤のほか，単純X線写真では骨皮質の消失，骨破壊・断片化，骨吸収像（透過性増大）などを認める（図21）．
感染は筋膜や腱組織に沿って上行する傾向にあり，患部は安静に保ち，血行再建が行われている場合は速やかにデブリードマンをする必要がある．

②虚血に対するリスク管理

血行再建術が行われていない場合は，歩行で症状が悪化させる危険があるため注意を要する．

2) 理学療法の実際

① 炎症期

免荷装具の必要性を検討し，車椅子や杖を使用して免荷管理を行う時期．患部は安静に保ち，免荷管理とその間の筋力維持，ADL維持を目的とする．

- 免荷管理：免荷が基本であり松葉杖歩行や車椅子移動のほか，免荷での移乗動作やトイレ動作などのADL指導も行う．
- 理学療法：免荷管理中であり，非荷重でのトレーニングが中心となる．患部以外のROM運動や筋力運動を行う．血行再建が不十分な場合や浮腫が強い場合は，重錘などは用いず，徒手抵抗で筋力運動を行うことが望ましい．重錘による圧迫が新たな創傷の出現につながることもある．安静時疼痛が強く，下肢をベッド上に挙げること，もしくは下垂することが難しい場合は，疼痛が最も少ない姿位で下肢を動かすことから始める．

② 炎症軽快期

- 創傷に負担がかからないよう歩行を再獲得していく時期．
- 理学療法，虚血下肢のトレーニングを開始する．
- ROM運動：下肢のROM運動を行う．足部に関しては，創部に機械的刺激が加わらないように注意を払いながら足関節・中足趾節関節の

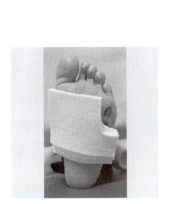

図22　医療用フェルト
医療用フェルトを3枚重ねて免荷．

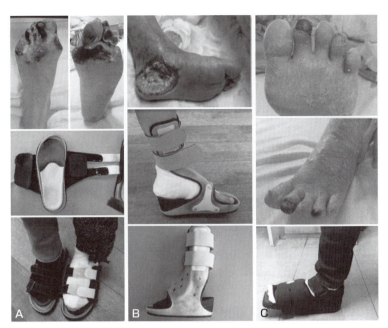

図23　さまざまな免荷装具
A：強皮症・糖尿病合併
・患者持参のサンダル
・インソール
・ベルト内側に除圧パッド
・ベルト延長
B：バージャー病
・潰瘍部を大きくくりぬいた装具
・底屈位＋アーチサポートで荷重は前足部に調整
C：閉塞性動脈硬化症
・治療用サンダル
・背屈位で後足部への荷重
・前足部のソールカットは，前足部での踏み返し防止

ROM運動を行う．
・筋力トレーニング：虚血肢の自動運動から開始し徐々に低負荷筋力トレーニングへと移行する．皮膚が乾燥していると，ROM運動や筋力トレーニング時に皮膚に亀裂が入ることがあるため，保湿管理ができているかも確認し指導を行うとよい．

クリニカル・テクニック
炎症軽快期の免荷管理・免荷歩行

　創部の重症度や関節可動域，感覚，筋力，足圧分布，歩容などに配慮し医師や義肢装具士と相談して医療用フェルト（図22）や免荷装具（図23，24）などの免荷デバイスを使用して歩行を行う．装具は，できるだけ患者一人で正しく装着できるものを考慮する．

　免荷デバイスを装着し，平行棒や歩行器，杖歩行を使用し免荷歩行を開始するが，その際にも足圧分布計などを用いて創部を免荷できているか確認するとよい．
　CLIの潰瘍は前足部に多く，歩行のターミナルスタンスからプレスウィングには前足部へ圧がかかる

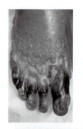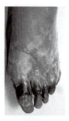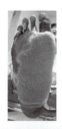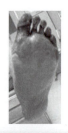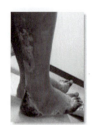
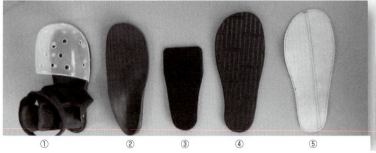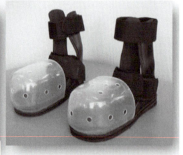

図24 免荷装具例．CLI，糖尿病，透析患者（両前足部・右踵・右下腿に潰瘍・壊疽）
患者の創部の状態に合わせて，医師，義肢装具士と相談し，免荷装具を作成する．
① 装具外部：足趾の保護目的の前足部カバー．足底面は踏み返し防止（前足部への荷重を避けるため）．ベルトは潰瘍部を避けるため側壁に除圧素材で支柱を作成し取り付け．
② インソール：アクリル系弾力素材（アサテック）潰瘍部除圧．
③ ヒール：足関節背屈制限（−10～−15°）．
④ 装具靴底（外出用）
⑤ 装具靴底（室内用） ｝マジックテープで取り換え可能．

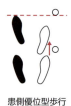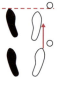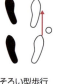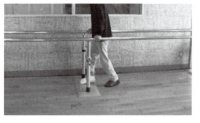

図25 患側優位型歩行とそろい型歩行
患側の前足部に荷重がかからないよう，患側優位型歩行（後ろ型），もしくはそろい型歩行を指導する．

ため，歩行様式は，患側を前に出して健側をそろえるそろい型，もしくは健側を後方に残す患側優位型歩行（後ろ型）を指導する（図25）．両側に創傷がある場合や，足底部広範囲に創傷がある場合は，足底全面で接地をし，ハンコを押すように歩く，スタンプ歩行を指導する．

可能であれば，リスクファクター是正目的に，エルゴメータなどを使用した有酸素運動も実施していく．心肺運動負荷試験を実施している場合は，ATの負荷量もしくはATの心拍で運動療法を実施する．心肺運動負荷試験を実施していない場合はBorg指数11～13を目安に負荷量を調整する．創傷がある場合はペダルの固定ベルトを外し，潰瘍部に荷重しないよう指導する．筆者の施設では，運動により，虚血の進行が懸念される場合や，再生医療後は，近赤外分光法装置を使用し，虚血領域の筋の組織酸素分圧をモニタリングしながら運動負荷量や時間を調整している（図26）．

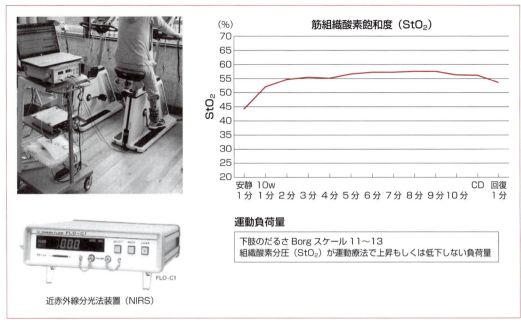

図26 有酸素運動

③ 創傷治癒期

炎症が軽快し，創傷部位の縮小，上皮化がみられ，徐々に歩行の活動量を上げていく時期．

理学療法では引き続き，処方された免荷デバイスの使用の指導と再発予防を視野に入れた自主トレーニングを実践していく．

- 理学療法：在宅での自己管理を指導していく時期である．
  - 足部の観察とストレッチ指導（図27）：足底，指尖，趾間を毎日観察し，創部だけでなく，新たな創傷（亀裂，出血，潰瘍），胼胝，鶏眼などができていないか確認する．これを足部のストレッチ時に一緒に行うよう指導をする．視力障害や関節可動域制限があり，患者本人が確認できない場合は，スマートフォンやタブレット端末での写真撮影や家族への指導を行う．
  - 下肢の筋力トレーニングと歩行：CLIの多くは下腿三分枝や足部以下の虚血が原因である．運動には，側副血行路の発達による下肢の血行動態改善やそれに伴う創傷治癒促進の効果が期待できる．下肢の筋力トレーニング（図28）は，虚血症状，創部の悪化には引き続き留意しながら積極的に行う．

歩行については，創部の治癒や血流の改善に合わせて，「両松葉歩行→片松葉杖（T字杖）歩行→独歩」や「後ろ型歩行→そろい型歩行→前型歩行」など歩行様式を変更し，また下肢の症状に合わせて歩行量の調整方法を指導する．

おわりに

PADの患肢の予後は虚血重症度，すなわち側副血行路の発達と深く関連する．症候の有無にかかわらず，ABIが低値であるほど，その後の病状進行も速い．またABIが0.90以下のPAD症例は総死亡率と相関を認め，ABIが0.10低下するに伴い，心血管系イベントの相対危険度が10％上昇する．

下肢に循環障害を呈した症例における理学療法士の役割は，患者の足を守り，安全に歩行能力を維持することである．それが，救肢，QOL改善，

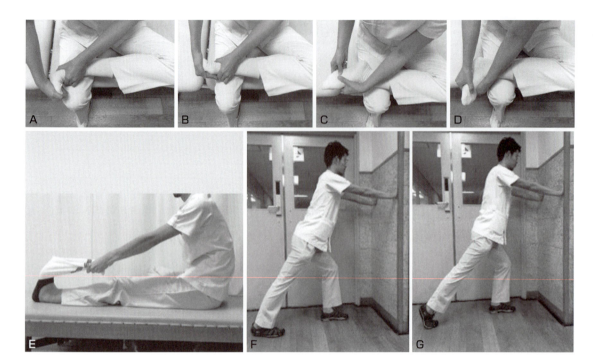

図27 ストレッチ
A：中足趾節関節の屈曲，B：中足趾節関節伸展，C：足関節内がえし，D：足関節外がえし，E：足関節背屈（座位），F：足関節背屈（立位），G：中足趾節関節屈曲

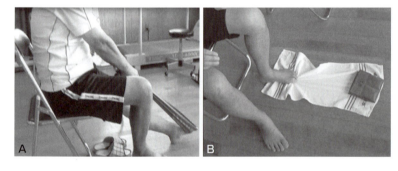

図28 筋力トレーニング
A：セラバンドを使用した底屈筋のトレーニング
B：タオルギャザー．足趾のトレーニング

生命予後の改善につながる．そのためには，原疾患の知識や，免荷や足底圧，創部管理などの知識が必要である．特にCLIは，難治性であり，一度治癒に至っても季節の変化による寒暖の差や靴ずれなどから再発・新たな創ができやすく，また切断率も高いのが現状である．現在，PADに対する初診の段階から理学療法士が関与し，血行再建前後，創傷治癒期，退院後の生活期を通して長期的にかかわることが期待されている．

文献

1) Norgren L, et al：Inter-society consensus for the management of peripheral arterial disease（TASC Ⅱ）．Eur J Vasc Endovasc Surg 33（1）：S1-S75, 2007
2) 池田宇一：骨髄幹細胞を用いた血管再生医療．麻酔 56：S6-11, 2007

3）宮本正章ほか：治療抵抗性末梢動脈疾患（Pad）に対する再生医療を応用した先進併用療法．日本医科大学医学会雑誌 5（1），33-37，2009
4）2011 ACCF/AHA Focused Update of the Guideline for the management of patients with peripheral artery disease（Updating the 2005 Guideline）：a report of the American College of Cardiology Foundation/American Heart Association Task Force on Practice Guidelines. Circulation 124：2020-2045, 2011
5）Yamada T, et al：Clinical reliability and utility of skin perfusion pressure measurement in ischemic limbs：comparison with other noninvasive diagnostic methods. J vasc surg 47（2）：318-323, 2008
6）Wütschert R, Bounameaux H：Determination of amputation level in ischemic limbs. Reappraisal of the measurement of TcPo2. Diabetes Care 20（8）：1315-1318, 1997
7）循環器病の診断と治療に関するガイドライン（2011年度合同研究班報告）—心血管疾患におけるリハビリテーションに関するガイドライン（2012年改訂版），2012
8）寺師浩人：重症下肢虚血の limb salvage の動向．理学療法ジャーナル 50（9）：813-818, 2016
9）榊　聡子：重症虚血肢の理学療法　トータルフットマネージメントの実際．理学療法ジャーナル 50（9）：827-832, 2016
10）大平吉夫：潰瘍治療・予防のためのフットウエア．足の創傷をいかに治すか—糖尿病フットケア・limb salvage へのチーム医療，市岡　滋ほか（編），克誠堂出版，東京，216-224, 2012

糖尿病足病変の病態を理解しフットケアを実践する

河辺 信秀, 永嶋 道浩

糖尿病患者の足を守るための着眼点

- 糖尿病足病変の病態を理解する.
- 足のリスクを評価し層別化する.

　本項では，糖尿病患者の足を守るために必要な評価と介入方法について記述する．ただし，糖尿病や循環障害による下肢慢性創傷に対する理学療法は前項で記述するため，本項では，創傷を予防するためのかかわりを中心とする．

I 糖尿病足病変の病態を理解する

1 理学療法士がフットケアにかかわる理由とは

　糖尿病足病変では，創傷（潰瘍・壊疽）の治癒が不可能な場合，大切断に至る．糖尿病足病変を呈する症例は高齢者が多く，大切断後の義足歩行の獲得は困難となる場合が多い．これらの観点から，切断を回避することが重要であるとされており，創傷の発生を予防するかかわりが重視されている．理学療法士がかかわる脳血管疾患，骨関節疾患，心血管疾患，腎疾患などの患者には，糖尿病を合併している患者が多く存在する．理学療法は下肢への負荷を増やす介入であるため，糖尿病を合併した症例においては，理学療法の実施そのものが足病変を惹起してしまう可能性を秘めている．リスクを把握せずに荷重を伴うトレーニングや裸足での歩行練習を行えば，足部に潰瘍や壊疽を引き起こす要因となってしまう．したがって，糖尿病を合併した症例を担当する際には足病変のリスクを把握し，予防的な介入を行うことが重要である．上記をふまえ，本章では，荷重によるリスク（足底負荷量の上昇）に対して，理学療法士がどのようにかかわるかという視点を中心に記述する．

2 糖尿病足病変の発症メカニズムを理解する（図1）

　創傷の発生要因は，大きく分類して2つある．第1の要因は動脈疾患，静脈疾患，膠原病などに起因する循環障害である．これらは，虚血による潰瘍を惹起するため，身体活動と関連せずに創傷を引き起こす場合もある．病態の詳細は，前項に譲る．第2の要因は糖尿病神経障害である．糖尿病神経障害はさまざまな症状を引き起こす（表1）．足病変の発生においては，下肢，特に足部

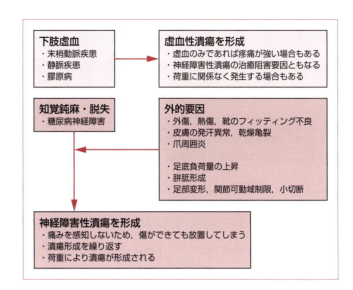

図1 糖尿病足病変の発症メカニズム

表1 糖尿病神経障害の分類と症状

多発神経障害 (広汎性左右対称性神経障害)	感覚神経障害	異常感覚(しびれ感, ジンジン感, 冷感など) 自発痛, 感覚鈍麻,
	運動神経障害	こむらがえり, 筋萎縮, 筋力低下
	自律神経障害	起立性低血圧, 無自覚性低血糖, 無自覚性心筋虚血, 胃無力症, 胆嚢無力症, 瞳孔機能障害, 膀胱障害, 勃起障害, 発汗異常, 突然死, 運動時心拍変動低下
単神経障害	脳神経障害	外眼筋麻痺(動眼・滑車・外転神経麻痺), 顔面神経麻痺, 聴神経麻痺など
	体幹・四肢の 神経障害	尺骨神経麻痺, 腓骨神経麻痺, 体幹の単発性神経障害

の感覚障害が問題となる．神経障害による感覚障害は脱失レベルにまで至ってしまうため，重症例では皮膚の損傷のみでなく，骨折などでも痛みを感知しなくなる．これらは，創傷の発生を繰り返す要因となる．このような防御機構が消失した症例においては，熱傷，外傷，爪周囲炎，靴ずれなどの外的な損傷を容易に引き起こす状態にあるといえる．糖尿病神経障害による自律神経障害は，皮膚の発汗を障害し，皮膚乾燥による亀裂の発生を引き起こす．これらも創傷発生のトリガーとなる．このように，循環障害による虚血，神経障害による防御機構の消失が創傷発生の一義的な要因となる．

3 足底負荷量に関節機能，歩行機能がどのように影響するかを理解する

感覚障害によって防御機構が失われた足部において，外的な要因により損傷が発生することはすでに述べた．これらの外的な要因の1つに，足底負荷量の上昇という因子がある．防御機構が消失した足部に対して何らかの要因による力学的ストレスが加わることで胼胝形成を引き起こし，皮下潰瘍を形成する病態である(図2)．足底負荷量上昇や胼胝形成は潰瘍形成の独立した危険因子であるとされており，創傷の発症・再発予防や治癒のためには負荷量の軽減が重要であるとされてい

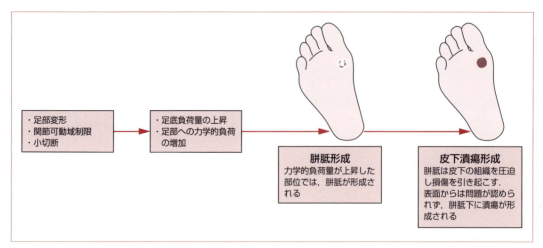

図2 胼胝形成による皮下潰瘍の発生

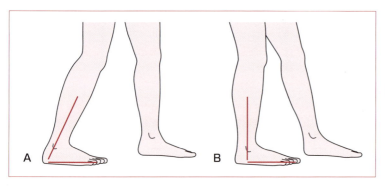

図3 足関節背屈可動域制限によるアンクルロッカー機能の低下
A：アンクルロッカーが機能していれば，重心は母趾までスムーズに移動する．
B：背屈可動性が低下し，アンクルロッカー機能が低下すれば，重心移動は前足部までにとどまる．

る[1]．$6kg/cm^2$ や $10kg/cm^2$ 以上の圧力が再発の独立した危険因子であるとされているため，これら以下に軽減することを目指す．一方で，Frykbergらは，創傷治癒のための軽減目標値に関しては結論が得られていないため，最大限の除圧を目指すことが重要であると述べている[2]．

足底負荷量の上昇には，さまざまな因子が関与している．糖尿病患者に固有に発生する運動機能障害（関節可動域制限，足部変形），小切断，足底皮膚の硬化，足底皮下軟部組織厚の減少などが危険因子として報告されている．関節可動域制限，足部変形，小切断は特に理学療法とかかわりの深い障害である．以下にその病態に関して述べる．

1）関節可動域制限

糖尿病患者では，足関節背屈可動域や第1中足趾節関節伸展可動域が制限される[3]．背屈可動域制限は，アンクルロッカーを阻害し母趾への重心移動を制限するため，前足部（中足骨頭部）への荷重を増やす要因となる（図3）．他動的背屈可動域が10°や0°に制限されると足底負荷量が上昇するとした報告があるが[4]，どの程度の制限が問題であるのかは不明確である．第1中足趾節関節の伸展制限は，フォアフットロッカーを制限する．このため，ヒールオフ時のモーメントが母趾足底へと加わることとなり，同部位の足底負荷量が上昇する（図4）．第1中足趾節関節の伸展制限に関しては，非荷重時に制限がみられなくとも，荷重時や歩行時に機能的に伸展運動が阻害される functional hallux limitus（FHL）という病態が存在する．主に，荷重時の中足骨頭の挙上によっ

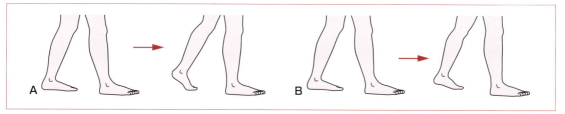

図4 第1中足趾節関節伸展制限によるフォアフットロッカー機能の低下
A：正常なフォアフットロッカー.
B：フォアフットロッカーが障害されると母趾足底への負荷量が増加する.

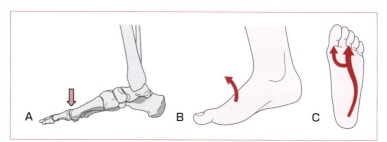

図5 functional hallux limitus (FHL)
A：FHLとは何らかの要因で荷重時，母趾基節骨に対して相対的に第1中足骨頭部が挙上した結果，第1中足趾節関節の伸展運動が機能的に阻害される状態である.
B：FHLは，母趾のフォアフットロッカー機能を阻害する.
C：FHLでは，母趾足底の負荷量が上昇する場合と重心移動が第2, 3中足骨頭へ移行する場合が認められる.

て機能的に伸展運動が阻害される病態である．この場合，第1列への荷重が困難となるため，第2～4中足骨頭部へと荷重が移動する（図5）．

2）足部変形

足部変形も足底負荷量の上昇には大きな影響を与える．糖尿病患者ではハンマートゥ/クロウトゥが多く認められる．その発生原因は，運動神経障害による足部のintrinsic muscleの萎縮により引き起こされると推測されている．ハンマートゥ/クロウトゥは，中足骨頭部の足底負荷量を上昇させると報告されている[5]．そのメカニズムは，中足趾節関節の過伸展により中足骨頭下の脂肪組織が前方へ移動するためであると推測されている[5]（図6）．糖尿病による自律神経障害は足底の動静脈シャントを障害し皮膚の毛細血管循環量を減少させる．また，動静脈シャント障害は，骨の血液循環量を過剰にするため骨代謝が亢進しシャルコー関節症を引き起こす．シャルコー関節症は，激しい骨破壊と変形を引き起こし，最終的にはロッカーボトム変形を呈する（図7）．この場合，通常では荷重がなされない立方骨や舟状骨が足底に突出し，足底負荷量上昇の要因となる．また，距骨下関節を中心とした後足部の回内・回外変形，内側縦アーチにおける凹足，扁平足，前足部の回内・回外変形なども足底負荷量の偏位に影響を及ぼす．

3）小切断

下肢慢性創傷の治療過程においてはしばしば小切断が実施される（図8）．第1中足趾節関節離断では，荷重されるべき母趾が失われるため，中足骨頭部への荷重が増加する．第1もしくは第2～4中足骨頭部への負荷量の上昇が認められる．また，第1中足骨切断では中足骨頭が失われるため，荷重は第2～4中足骨頭部へと移動する．さらに，第2～4列の内転変形が必発である（図9）．第2～5中足趾節関節離断や中足骨切断においても，他の中足骨頭への負荷量の増加と隣接関節の内転・外転変形が必発である．近年，多用されるようになった横断的中足骨切断術は，創治癒，歩行能力維持の両面で高い効果が得られる．さら

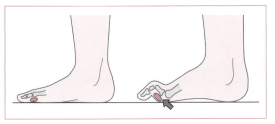

図6　ハンマートゥ/クロウトゥにおける中足骨頭下脂肪組織の移動
本来は中足骨頭下に存在している脂肪組織は，中足骨頭への荷重を減少させる作用がある．ハンマートゥ/クロウトゥでは，脂肪組織が前方へと移動するため，中足骨頭下の軟部組織厚が減少し，負荷量が上昇する．

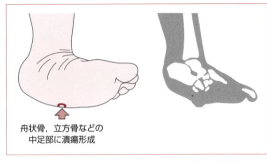

図7　シャルコー関節症によるロッカーボトム変形

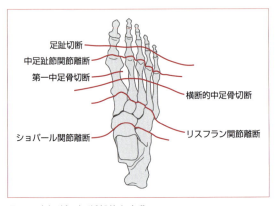

図8　小切断の切断部位と名称

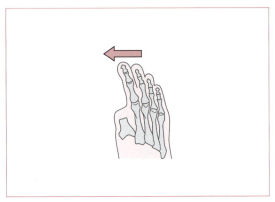

図9　第1中足骨切断後の内転変形

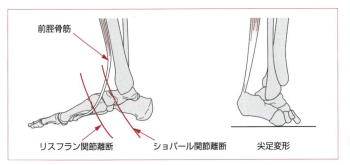

図10　リスフラン関節離断，ショパール関節離断における尖足変形

に，リスフラン離断と異なり前脛骨筋が温存されるため，尖足変形をきたしにくいというメリットもある．一方で，リスフラン関節離断，ショパール関節離断などでは，足関節背屈運動が不可能となるため尖足変形が必発である．この場合，切断端における足底負荷量が上昇することとなる（図10）．創傷の治療過程では切断ではなく骨の一部をデブリードマンにより切除する場合がある．第5中足骨底をデブリードマンによって失った場合，短腓骨筋や第3腓骨筋の機能が失われてしまう．このため，足部の内反変形が発生し，足部外側面への負荷量上昇が認められる（図11）．

4）歩行の影響

足底負荷量は，歩行の影響を強く受ける．どの

ような歩行を行うかにより，負荷量は敏感に変化する．足底負荷量に影響する一般的な因子として，歩行速度，歩幅がある．歩行速度が上昇するに従い，垂直成分の負荷量が上昇するとされている．歩幅に関しても，拡大すればするほど垂直成分の負荷量が上昇する．一方で，歩き方も足底負荷量に強い影響を及ぼす．例えば，糖尿病神経障害患者では，そろえ型歩行においては，先行する足部の前足部足底負荷量は前型歩行と比較して87％減少し，踵部の足底負荷量は46％増加したとされている[6]．

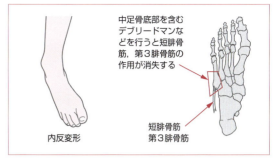

図11　足部の内反変形

II 足のリスクを評価し層別化する

1 理学療法評価

1）糖尿病神経障害

糖尿病神経障害の評価は，アキレス腱反射検査，振動覚検査，自覚症状，5.07 Semmes-Weinstein monofilament（5.07 SWF）を用いて行う．詳細な手技は後述の「クリニカルテクニック」で解説する．これらの検査の結果をふまえて，「糖尿病性神経障害を考える会」作成の簡易診断基準より神経障害の状況を推測する（表2）[7]．本判定基準は絶対的な基準ではないが，神経障害の有無を推測する臨床的な方法として定着している．基本的には両側のアキレス腱反射低下・減弱，両側振動覚低下（10秒以内），自覚症状ありの3つの徴候のうち2つ以上が該当した場合，神経障害ありと判断される．その他の条件は，表2を参照とする．

2）下肢虚血

前項を参照．

3）足部変形

足部変形に関しては，シャルコー関節症が認められる場合，急性期なのか慢性期なのかを主治医に確認することが重要である．急性期である場合，強い炎症が発生しており，荷重による変形をきたしやすい状況である．このため，多くの場合，免荷が必要となる．慢性期であれば，仮骨形成により変形が固定化されているため，異常な骨突出による荷重の集中が発生しないかを画像診断などで確認する必要がある．その他，ハンマートゥ/クロウトゥ，外反母趾，内反小趾，凹足，外反扁平足などを確認する．

足部アライメントの評価では，立位での後足部，内外側縦アーチ，前足部のアライメントを確認する．後足部は，立位で後面から写真撮影を行い，下腿長軸に対する踵骨長軸の傾きで内外反を判定する（図12）．内側縦アーチは，アーチ高率で評価する．アーチ高率は，舟状骨高（立位時の地面から舟状骨粗面までの距離）を足長で割った値である．アーチが低くなるほどアーチ高率は低下する（図13）．これらより凹足，扁平足を判断する．前足部は，後足部に対して内がえし，外がえしをしているか立位で確認する．

4）足部の観察（創傷，小切断，胼胝，爪病変，皮膚病変）

足部の観察では，創傷，小切断の有無を確認する．これらの現症や既往が把握されずリハビリテーションオーダーが出されている場合がある．胼胝

表2 糖尿病神経障害の簡易診断基準

必須項目	1. 糖尿病が存在する. 2. 糖尿病性多発神経障害以外の末梢神経障害を否定しうる.
条件項目	1. 糖尿病性多発神経障害に基づくと思われる自覚症状 2. 両側アキレス腱反射の低下あるいは消失 3. 両側内果の振動覚低下

必須項目を満たしかつ条件項目の2項目以上を満たす場合,神経障害あり	
注意事項	1. 糖尿病性多発神経障害に基づくと思われる自覚症状とは 　①両側性 　②足趾先および足底のしびれ,疼痛,異常感覚のうちいずれかを訴える 2. アキレス腱反射の検査は膝立位で確認する 3. 振動覚低下とはC128音叉にて10秒以下を目安とする 4. 高齢者については老化による影響を十分考慮する
参考項目	以下の参考項目のいずれかを満たす場合は,条件項目を満たさなくても神経障害ありとする 1. 神経伝導検査で2つ以上の神経でそれぞれ1項目以上の検査項目(伝導速度,振幅,潜時)の明らかな異常を認める 2. 臨床症候上,明らかな糖尿病性自律神経障害がある.しかし自律神経機能検査で異常を確認することが望ましい

(文献7)より引用)

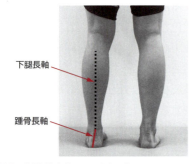

図12 後足部立位アライメント
後足部より,下腿長軸と踵骨長軸を確認し,そのなす角度により踵骨の回内・回外を判定する.

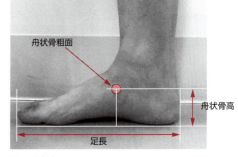

図13 アーチ高率
アーチ高率は,舟状骨高を足長で除した値である.

の評価は,部位,大きさ,硬さを確認する.中足骨頭部,各足趾の足底および趾間部に胼胝が形成される場合が多いが,足部の変形によっては中足部にも胼胝形成する場合がある.爪病変は,巻き爪,爪周囲炎,爪白癬が存在しないかを確認する(図14).皮膚病変としては,踵を中心とした乾燥,亀裂の有無,白癬の有無を確認する(図15).白癬は趾間部のみではなく,乾燥した足底面においても繁殖しやすいとされている.乾燥の著しい足部においても白癬を疑う必要がある.

5)関節可動域

関節可動域測定は,足関節背屈・底屈,外がえし・内がえし,第1中足趾節関節伸展・屈曲に関して,ゴニオメーターを用いて測定する.足関節背屈可動域は,膝関節伸展位および屈曲位で測定する.背屈可動域制限が,アキレス腱肥厚などによる伸張性低下に起因するのか,関節可動性によるものかを判断するためである.足関節(距骨下関節)の内がえし・外がえし角度の測定は,「日本足の外科学会」が推奨する方法で測定を行う.

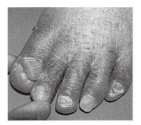
図14 爪病変（爪白癬）

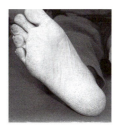
図15 皮膚病変（皮膚の乾燥）

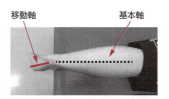
移動軸　基本軸

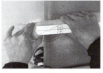
内がえし

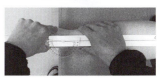
外がえし

図16 足関節内がえし・外がえし可動域測定

腹臥位にて足部をベッドの端から出した肢位とし，下腿長軸を基本軸に，踵骨長軸を移動軸としてそのなす角度を測定する（図16）．FHL の有無は，立位の荷重下での第1中足趾節関節伸展可動性を確認する．非荷重下での可動性と比較して著しく低下している場合，FHL の可能性がある．厳密には，荷重下の矢状面の X 線写真における中足骨頭部の位置を確認する必要がある．

6）筋力・筋萎縮

筋力は，MMT や HHD（hand held dynamometer）を用いて，下肢の筋力を評価する．筋萎縮は足部内在筋を中心に発生するため，足底，足背の筋群の状況を確認する．

7）歩行時足底負荷量

足底負荷量は，計測機器を用いて測定する．計測機器は，大きく分類して2種類が存在する．インソールタイプの計測器は，靴内にセンサーを挿入して歩行時の負荷量を測定する（図17）．測定は，通常，快適歩行で行う．測定値は，部位ごとに最大値（圧力，力），積算値を算出する．リスクの検出度では2つの測定値間に差がないため，通常は最大値が用いられる．インソールタイプのよい点は，長時間歩行測定やさまざまな環境下（屋内，屋外）での測定が可能であることがあげられる．また，いろいろな履物での測定が可能であるため，フットウエアの効果判定にも使用しやすい．シートタイプの計測器は，床に設置して使用する（図18）．シートタイプの場合，靴内に入れられないため，フットウエアの効果判定にはやや不利であるが，裸足歩行の評価が可能である点が優れている．また，歩行中の足圧中心移動軌跡，足角，スピードなど歩行様式に関するデータも取得可能である．ただし，シートのサイズ以上の距離の測定は不可能である．いずれの計測機器を用いた場合でも，足底負荷量は圧集中が問題となるため，負荷量の上昇がみられないかを確認することが，評価の目的となる．

8）歩行，身体活動量

創傷が存在する症例においては，荷重を制限するために歩容が指定されている場合も多い．身体活動量も制限を受けるため，これらの状況を把握する（詳細は前項参照）．創傷が存在しない場合，歩容の制限を受けることは，ほとんどないと考えられる．一方で，歩行スピード，歩行形態，歩行補助具の使用状況により足部の免荷状況は変化する．これらを把握する必要がある．

身体活動量に関しては，加速度計付き身体活動量計などを用いて，身体活動量を経時的に把握する．潰瘍形成には身体活動量が影響しないとする報告[8]もあるが，臨床的には活動量の急激な上昇で潰瘍形成する場合も認められるため，確認が必要である．

2 リスクを層別化し理学療法を決定する

理学療法評価の結果に応じて，以下のように理学療法の内容を決定する．

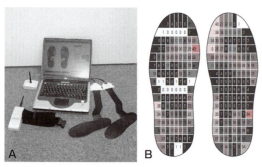

図17 インソールタイプの足底負荷量計測器
A：センサーと測定装置，B：測定結果

1）創傷の存在
創傷が存在する場合，創傷患者に対する理学療法を行う（前項参照）．

2）創傷の既往
創傷治癒後の患者は，3年後の再潰瘍形成率が60～70％に及ぶとの報告も存在するため，創傷の既往例では，そのリスクに応じた何らかの対処を必ず行う必要がある．

3）小切断
小切断が存在する場合，創傷の既往例であることを意味する．このため，小切断が認められる症例では，何らかの介入が必須である．前述したように小切断では，足部変形と負荷量の上昇が必発であるため，足底負荷量測定と予防用のフットウエア作製が必要となる．

4）糖尿病神経障害
アキレス腱反射消失，振動覚低下，5.07 SWF無感覚は，潰瘍形成の独立した危険因子であるとされている．糖尿病神経障害が認められた場合，潰瘍形成のリスクが高い状況にあるといえる．したがって，靴ずれを起こさないための靴のフィッティング指導と足部の観察は必須である．その他の介入に関しては，他の評価結果によって判断する．

5）足底負荷量上昇，胼胝形成
足底負荷量の上昇，および胼胝形成が認められた場合，糖尿病神経障害が存在すれば予防用のフットウエアの作製が必要である．計測機器で測定が可能である場合は，評価結果に従って判断をする．一方で，多くの臨床施設では足底負荷量の

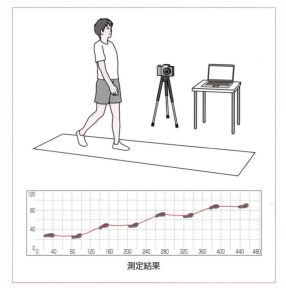

図18 シートタイプの足底負荷量計測器

評価は困難な場合が多い．その場合，運動機能障害の状況から，負荷量の上昇を予測することが重要である．足底胼胝の存在は，局所の負荷量上昇を反映していると判断できる．小切断に関しては，前述したように切断部位によって負荷量の上昇する位置の推測が可能である．足部変形に関しても，シャルコー関節症であれば舟状骨，立方骨などの骨突出部位，ハンマートゥ/クロウトゥ，FHLでは中足骨頭部への負荷量上昇が予測できる．関節可動域制限では，足関節背屈制限では前足部，第1中足趾節関節伸展制限では母趾足底への負荷量上昇が推測される．これらの点から，足底負荷量の上昇を予測し，関節可動域練習，予防用フットウエアなどの介入を行うことが重要である．

6）循環障害
評価結果から下肢虚血が認められ，かつ，創傷が存在しない場合，人工炭酸泉温浴の適応となる．

7）皮膚病変，爪病変，胼胝
上記の問題を発見した場合，主治医，皮膚科医師にコンサルトする．白癬の有無に関して確認し，乾燥に対しては保湿を行ってもらう．皮膚，爪，胼胝に関しては，看護師によるフットケアが必要である．

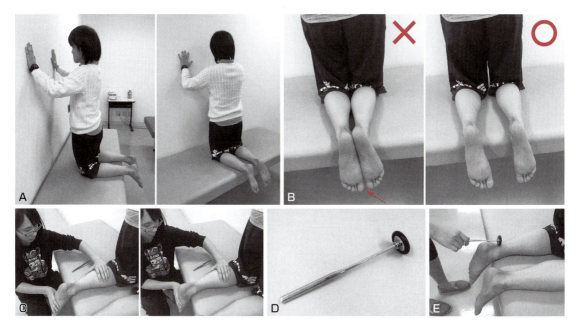

図19 アキレス腱反射検査測定肢位
A：壁に手をついた膝立ち位（増強肢位）．
B：足部が接触しないように注意する．
C：検査実施前に足関節の底背屈運動を他動的に行い，腓腹筋，ヒラメ筋の緊張を確認する．
D：バビンスキー型打腱器．
E：バビンスキー型打腱器を用いて腱反射を実施する．

> クリニカル・テクニック
糖尿病神経障害の評価

1．アキレス腱反射検査（図19）

アキレス腱反射検査は，バビンスキー型打腱器を用いて，ベッド上で膝立ち位にて行う．足部は，足関節以遠を端から出した状態とし，両手は壁につく肢位とする．足関節を他動的に動かして，下腿筋群，特に腓腹筋，ヒラメ筋の緊張を確認し，リラックスさせる．その後，打腱器を用いて反射検査を実施する．両側で消失，もしくは減弱となった場合，異常であると判断する．糖尿病神経障害は両側性に進行するため，両側の結果で判断する必要がある．左右差が存在する場合，他の要因であると推測できる．また，これらの検査法はいわゆる増強法である．糖尿病足病変の理学療法評価で行うアキレス腱反射検査では，低下，もしくは消失を判断する必要がある．このため，増強肢位で，かつ，腱反射が出現しやすいバビンスキー型打腱器を用いて検査を行っても反射が消失，減弱しているという状況を作り，検査の正確性を担保している．

2．振動覚検査（図20）

振動覚検査は，基本的に128Hz音叉を用いる．音叉の先端を両手でピンチし，弾くことで振動させる．その際，強く振動させすぎて先端同士が当たらないように注意する．測定前に振動している感覚を理解してもらうために，橈骨茎状突起などに音叉を当て，振動を確認してもらう．測定の際は，閉眼で実施し，振動を感知できなくなるまでの時間を計測する．時間の測定は，音叉を内果に当てた瞬間ではなく，音叉を振動させた瞬間にストップウォッチをスタートさせる．被験者には，振動が感知できなくなったら手を上げてもらうようにする．10秒以内

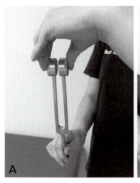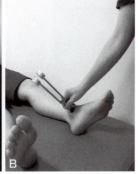

図20 振動覚検査
A：音叉は先端を指でピンチし弾くことで振動させる.
B：内果に音叉を当てて検査を行う.

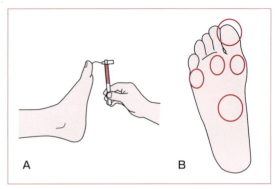

図21 5.07 Semmes-Weinstein Monofilament を用いた触圧覚検査
A：モノフィラメントは 90°曲がるところまで圧迫する.
B：複数箇所での検査を行い, 複数箇所の知覚が不可能な場合, 無感覚であると判断する.

に感知不可となったら異常と判定する．これらの方法が定量的検査であるとされている理由は，音叉の特徴にある．音叉は，はじめの振動の強さにかかわらず，一定の時間経過後の振動の強さが一定であるという特徴がある．このため，振動開始から10秒後の強さが一定となるため，定量的検査であるとされている．アキレス腱反射検査と同様に，両側での異常を条件とする．

測定を行う際に注意が必要である点は，音叉が皮膚に触れている感覚を振動と勘違いする場合があるという点である．特に，重症な症例では，勘違いが生じやすい．15秒以上経過しても，振動が感知できていると訴える場合，確認が必要である．具体的には，検査の際にはじめから音叉を振動させないで行う，もしくは振動をわざと途中で止めることで，被検者が正しく感知できているかを確認する．

3．5.07 SWF を用いた触圧覚検査（図21）

5.07 SWF を用いた触圧覚検査では, 図21 で示した足底の複数箇所の感覚を評価する．フィラメントは，皮膚に当てた際，90°に曲がるように圧迫すると，常に10gの力が加わるようになっている．検査肢位は，ベッド上で長座位とし閉眼にて行う．まず，下腿や手掌など感覚障害が認められない部位で，触圧覚を確認してもらう．その後，足底の複数箇所をランダムに検査する．被検者は触知できた場合，手を挙げる．注意点は，胼胝などの皮膚の肥厚部位では感覚が低下しているため，検査の際にはその部位を避けて実施する．複数箇所で知覚できない場合，5.07SWF 無感覚であると判断する．

III 理学療法プログラムの実際

1 靴のフィッティング指導

靴のフィッティング指導は，糖尿病足病変リスクを持つ症例に対する理学療法としては最も基本的かつ重要な介入である．靴ずれは，潰瘍形成の最も頻度の高い発症要因の1つである．靴ずれを引き起こさないようにフィッティングを指導することが重要である．指導のポイントの1つ目は，足趾先端での圧迫が生じない形状の靴を使用するという点である．指先が圧迫されない形状を選択する（図22）．この際には，靴の外側から触れて

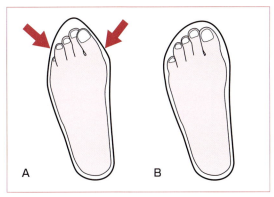

図22 靴先端の形状
A：靴先端の形状が尖っている場合，足趾は強く圧迫され，靴ずれの原因となる．
B：足趾が圧迫されない形状を選択する．

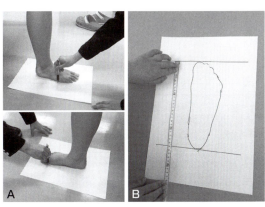

図23 足長の計測方法
A：紙の上に足を置き，トレースをする．
B：トレースした足型を平行な2本の線で挟み，線の間の距離を測定する．

圧迫が生じていないか確認する必要がある．2つ目は，実際に症例の足長と足囲を計測し，使用する靴のサイズを指導する点にある．足長は，図23に示したように紙の上に足を置き，足の形状をトレースして測定する．トレースした足型の前後を平行に引いた2本の線で挟む．最も突出している部位に線が触れるようにする．2本の線の間の距離を測定し足長とする．計測した足長に0.5〜1cm加えたサイズの靴を選択する．足囲は，荷重下で中足骨頭部の周径と幅を測定する（図24）．

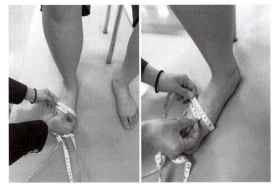

図24 足囲の計測方法
中足骨頭部の周径を測定する．

2 足部の観察

足にリスクが存在する症例においては，常に傷が発生していないか確認する必要がある．特に，荷重を伴う理学療法を実施する際には，開始前，終了後に裸足での確認が必須である．

3 関節可動域練習

関節可動域練習は，足関節底屈・背屈，内がえし・外がえし，第1中足趾節関節伸展，屈曲に対して実施する．その他，ショパール関節，リスフラン関節の可動性に関しても徒手的にトレーニングを行う．関節可動域練習やストレッチは基本的に徒手的に実施するほうが安全である．荷重下で行う場合，フットウエアを着用するなどリスクに対する配慮を十分に行ったうえで実施する．

関節可動域練習の実施にあたって，注意すべき点は，創傷の存在である．創傷が足底面に存在する場合，前足部以遠の関節可動域練習は禁忌となる．創傷は組織が牽引される刺激が加わると治癒が阻害されてしまうためである．また，足関節の可動域練習に関しても実施可能かを主治医にしっかりと確認する．創傷が存在し，感染が認められる場合，可動域練習は禁忌となる場合が多い．感

染はコンパートメント内の筋腱を上行して進行するため，可動域練習が感染を助長しかねないため，十分な注意が必要である．

4 装具療法（フットウエア）

創傷が存在する場合は，治療用のフットウエアが用いられる．ギプスを用いた total contact cast（TCC），着脱可能な removal walking cast（RWC），post operative shoes（POS）などがある（図25）．これらは，創傷治癒のために局所の免荷を行うことが目的であるため，必ず装着下で理学療法を行うことが重要である．

一方で，創傷が存在せず，創傷の既往，小切断，足底負荷量上昇，胼胝形成が認められた場合，予防用フットウエアを作製する（図26）．基本的にはインソールを用いて，負荷量が上昇している部位を除圧する．除圧状況は，可能であれば足底負荷量測定器で計測を行い，50％以下の負荷量となるようにフットウエアを調整する．

インソールでの除圧が不十分な場合，靴型装具を作製する．この場合，アウトソールをロッカーソール加工とする場合が多い．ロッカーソールを用いる場合は，その頂点の位置が重要である．最も創傷形成リスクが高い前足部の負荷量を軽減させるためには，ロッカーソールの頂点は中足骨頭より後方に位置する必要がある．この位置にロッカーの頂点が存在すれば，歩行時にはアンクルロッカー機能を代償することで，前足部足底負荷量が軽減する．一方で，ロッカーの頂点位置が中足骨頭直下に存在する場合，前足部の負荷量は軽減されない．しかし，足趾足底の負荷量は軽減する．繰り返す潰瘍形成など難治性の症例においては，足関節背屈運動を制御する場合もある．シューホンブレイスなどを用いてアンクルロッカーを制御することで前足部への荷重を減少させる．以上のような特徴をふまえて，フットウエアの選択を決定する．

5 身体活動量への介入

創傷が存在しない症例においては，基本的に活動量の上昇が潰瘍形成を促すとする報告は存在しない．逆に，既往例を含む潰瘍形成のハイリスク症例に対して荷重を伴うトレーニング，身体活動量を向上させる介入を行った場合，介入群では身体活動量が維持できたが，対照群では活動量の低下がみられた．しかも，介入群と対照群の間では潰瘍形成率に差が認められなかった．これらの観点からも，リスクが存在する症例に対してむやみに身体活動量を制限することは避けるべきである．もちろん，フットウエアなどによる足部の保護は必須である．身体活動量が維持，改善されれば，廃用症候群を予防することができると考えられる．

6 人工炭酸泉温浴（図27）

下肢の循環障害に対しては，人工炭酸泉温浴を用いる．ただし，創傷が存在しない場合に用いるほうが安全である．人工炭酸泉温浴は，局所の血流量を短期的に著しく改善し，かつ，長期的にも温浴時以外の皮膚血流量を増加させる効果がある．特に，温浴後の効果持続時間が長いため，夜間の冷感を訴える症例にはよい適応である．持続的な温浴は，自覚症状も改善が可能である．人工炭酸泉温浴の利点は，低温で温浴が可能である点にある．38℃程度の湯温で効果が得られるため，糖尿病神経障害による感覚障害が認められても熱傷のリスクが低く，安全に実施可能である．人工炭酸泉温浴は，二酸化炭素ガスの融解した温水での温浴である．温浴中は，二酸化炭素ガスが皮膚から吸収され，細胞内の二酸化炭素濃度が上昇することで，局所の酸素供給が増加するメカニズムである．このため，下肢虚血が強い場合，温浴時にしびれや痛みを伴うこともある．この場合，炭酸泉を湯で薄めて使用する．

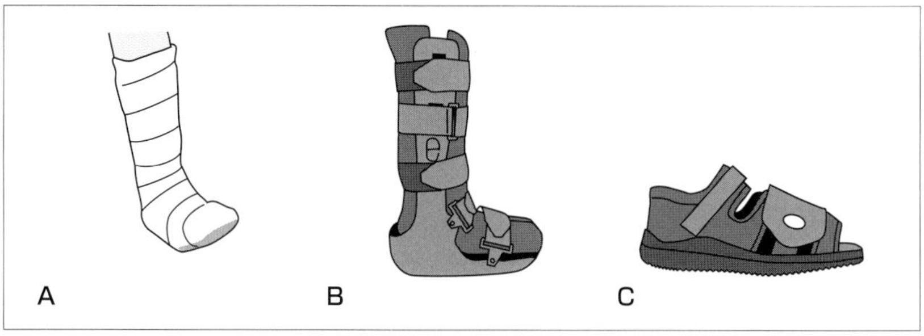

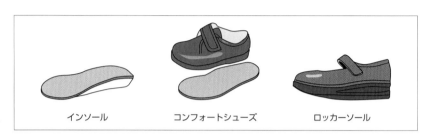

図25 治療用のフットウエア
A：total contact cast（TCC）
B：removal walking cast（RWC）
C：post operative shoes（POS）

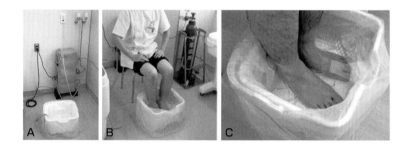

図26 予防用のフットウエア

インソール　　コンフォートシューズ　　ロッカーソール

図27 人工炭酸泉温浴

おわりに

本項では，糖尿病を合併したさまざまな疾患の症例に対して通常の理学療法を実施している場面を想定し，足病変に対するリスクの評価と介入内容に関して記述を行った．最も重要な点は，合併症に糖尿病が認められた症例を担当する場合，糖尿病足病変によるリスクが常に存在していると疑う意識を持つことであると考えている．

文献

1) Pham H, et al：Screening techniques to identify people at high risk for diabetic foot ulceration：a prospective multi center trial. Diabetes Care 23：606-611, 2000
2) Frykberg RG, et al：Challenges in the treatment of chronic wounds. Adv Wound Care 4：560-582, 2015
3) Zimny S, et al：The role of limited joint mobility in diabetic patients with an at-risk foot. Diabetes Care 27：942-946, 2004
4) 河辺信秀ほか：健常者における足関節背屈制限が歩行時足底圧へ与える影響—糖尿病足病変の危険因子に関する検討—. 糖尿病 51：879-886, 2008
5) Bus AB, et al：Elevated plantar pressure in neuropathic diabetic patients with claw/hammer toe deformity. J Biomechanics 38：1918-1925, 2005
6) Brown HE, et al：A "step-to" gait decreases pressures on the forefoot. J Orthop Sports Phys Ther 28：139-145, 1998
7) 糖尿病性神経障害を考える会：糖尿病性多発神経障害の診断基準と病期分類. 末梢神経，23：109-11, 2012
8) Armstrong DG, et al：Variability in activity may precede diabetic foot ulceration. Diabetes Care 27：1980-1984, 2004

和文索引

あ行

アイシング 129
アキレス腱 6, 114
——炎 16, 114, 115
——炎に対するインソール 124
——周囲炎 16
——周囲滑液包炎 16
——断裂 16
——の滑走性向上 120
——反射検査 165, 169
——反射消失 168
足アーチ 99, 112
足踏み運動 76
足踏み動作 118
アーチ機能 43
アーチ高 74
——率 74, 165, 166
アーチサポート 96
圧迫 129
——刺激 49
アライメント 39
——調整 61
——評価 118
インソール 60, 112, 124, 172
——パッド 35, 36, 37, 38
ウィンドラス機構 29, 36, 45, 64, 99, 114
ウィンドラスの巻き上げ機構 11
内がえし 57
運動連鎖 52, 56, 62, 91, 104, 108
遠位脛腓靱帯 12
エンテーシス 20
エンテソパチー 20
応急処置 129
横足根関節 63
凹足変形 151
大股歩き 110
オーバーユース 104

か行

回外足 116
回外誘導テープ 80
解錠 28
外側靱帯損傷 15
外側側副靱帯 13
外側縦アーチ 2, 8, 11, 70, 88
開張足 87, 92
回内足 115
介入 32
外反母趾 16, 151
——角 85
潰瘍 161
過回外 108
過回内 108
——足 71
過活動 26
踵歩き 131, 133
下肢荷重位 34
下肢慢性創傷 163
荷重圧の分散 65
過剰な回内・回外 104
片足ジャンプテスト 120
片足スクワットテスト 120
片脚スクワット 136
片脚バランステスト 118
片脚立位 53
下腿交差 2, 4, 48
下腿骨の傾斜角 63
下腿三頭筋 5
——の筋腱移行部 78
——のストレッチ 120
滑走性 44
滑動性 44
可動性 25
カーフレイズ 49
感覚検査 150
観察的動作分析 32
関節可動域 166, 168
——制限 162
——練習 171
関節機能評価 52
関節弛緩性 25, 37
患側優位型歩行 156
脚長差 66
脚長補正パッド 66
協調性 110
——運動 77
距骨 133
距骨下関節 27, 35, 36, 56, 61
距骨頭アライメント 40
距舟関節 27
距踵靱帯 13
距腿関節 61
近位脛腓靱帯 12
筋萎縮 167
筋機能 44
筋腱移行部圧迫テーピング 123
筋力 44, 167
靴のフィッティング指導 170
クランクターン 137
クリニカルマッサージ 48
クロウトゥ 82, 151
クロスサポートメカニズム 3
脛舟靱帯 132
脛腓靱帯結合 12
経皮的酸素分圧 148
血管再生治療 146
結合組織 30
楔状骨 64
腱・靱帯の骨付着部 20
腱・靱帯付着部症 20
腱の変性 102
後距腓靱帯 128
後脛骨筋 2, 49, 76, 99, 130, 133
——エクササイズ 93
——機能不全 100
——腱腱鞘炎 78
後脛腓靱帯 12
後足部 54
——アライメント 61

──回外調整パッド　65, 112
──回外誘導テーピング　55
──回外誘導テープ　37
──回内調整パッド　65, 112
──回内誘導テーピング　56
股関節屈筋エクササイズ　122
股関節伸展可動域　119
骨層　21
固定性　25
固有感覚　134
コンディショニング　26
コンパートメント症候群　14

【さ行】

載距突起部　38
座位体重移動トレーニング　107
サイドステップ　141
再発予防　138
サーキュラーテープ　83
サッカー関連動作　139, 140
三角靱帯　13, 128
支持基底　31, 32
支持面　31
姿勢制御　102, 110
──トレーニング　107
姿勢保持　31
シャルコー関節症　163, 164, 165, 168
シャルコー足変形　151
シャンク　125
ジャンプ着地動作　137
重症下肢虚血　143
舟状骨　63
──挙上テープ　80
種子骨　87
受傷状況　138
受動的支持機構　11
障害の本質　67
衝撃吸収　61
──能力　30
上行性　34
──運動連鎖　63
踵骨アライメント　63
踵骨傾斜角　63
踵骨後傾テーピング　123

踵骨後部滑液包炎　116
踵骨前方傾斜　59
踵骨前方部　59
小趾外転筋　10
小切断　163, 164, 165, 168, 172
踵腓靱帯　128
踵離地　117
──の時期　119
踵立方関節　27
ジョギング　136
触圧覚検査　170
ショパール関節　27, 36, 46, 100
神経筋コントロール　135
人工炭酸泉温浴　168, 172
伸縮性　53
シンスプリント　15, 100
身体運動　31
身体活動量　167, 172
身体重心　118
──位置　32, 53
──点　117
振動覚検査　165, 169
振動覚低下　168
推進力　31
──発揮　36
スクワッティング　94
──テスト　55, 75
スクワット　109, 135
ステップエクササイズ　79
ストップ方向転換動作　137
スプリットスクワット　136
スプリング靱帯　14
スポーツ基本動作　139, 140
静的アライメント　53
静的関節安定化機構　25
制動　32
──力　31
静力学的扁平足　71
石灰化線維軟骨層　21
接触プレー　139, 140
線維性組織層　20
前距腓靱帯　128
前脛距靱帯　132
前脛骨筋　6, 130, 133
前脛腓靱帯　12

全身アライメント　52
全身性関節弛緩性テスト　26
前足部　54
──アライメント　74
──支持　105
前方傾斜位　59
装具療法　172
創傷　165, 168, 172
走動作　135
足圧中心　117
──の移動　109
足関節上腕血圧比　148
足関節ストラテジー　33, 34
足根管症候群　15
足根洞症候群　16
足趾上腕血圧比　148
足趾調整パッド　65
足底圧　152
足底筋膜炎に対するインソール　125
足底腱膜　10, 28, 78, 114
──炎　16, 114, 116
──の滑走性向上　120
足底交差　4
足底負荷　162
──量上昇　168
足底方形筋　10
足底マーキング　37
足部アーチ　28
足部アライメント　165
足部剛性　33
足部・足関節肢位　119
足部・足関節の荷重肢位　118
足部内在筋　77, 105
足部の剛性　29
足部の動的な支持性　108
足部変形　163, 165, 166
側方への体重移動　107
外がえし　58
そろい型歩行　156

【た行】

第1・2中足骨間角　85
第1・5中足骨間角　86
第1列調整パッド　65, 112

第1列底屈・回内誘導　57
第1列底屈誘導　80
第1列背屈・回外誘導　56
体幹アライメント　119
体幹機能　107
体幹の機能改善　122
第5中足骨付着部炎　102
第5列内がえし誘導　57
第5列外がえし誘導　58
第5列調整パッド　65, 112
第3中足骨頭　58
体重移動のアシスト　112
体重支持力　31
代償性　32
タオルギャザー　49, 93, 105, 125, 132, 133
短趾屈筋　10
タンデム歩行　110
短腓骨筋　5, 101, 130, 133
短母趾屈筋　9, 86
力の伝達　28, 29
中足骨レベルの横アーチ調整パッド　112
中足趾節関節　57
中足部　63
チューブエクササイズ　49
長趾屈筋　4, 49, 130, 133
長趾伸筋　7, 130, 133
長腓骨筋　5, 49, 76, 89, 100, 130, 133
長母趾屈筋　3, 49, 88, 130, 133
長母趾伸筋　7, 130, 133
腸腰筋トレーニング　79
ツイスト動作　137
つま先立ち歩き　131, 133
爪白癬　166
ツール　61
底屈テーピング　123
底側踵舟靱帯　14
底側踵立方靱帯　14
テーピング　52, 92, 96, 111, 123
テープ　35, 36, 37, 38, 52
投球動作　83
動作観察　32
動作分析　118

疼痛再現テスト　55
疼痛部の免荷　65
動的アライメント　53
動的関節安定化機構　25
糖尿病足病変　160, 161, 169
糖尿病神経障害　160, 161, 165, 168
トゥブレイク　126
トップダウン　39
トラス機構　29
トレッドミルテスト　148

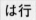

内側楔状骨　94
　――矯正　58
内側側副靱帯　13
内側縦アーチ　2, 8, 11, 36, 37, 70, 87, 102
　――挙上誘導テープ　80
内側ヒールウェッジ　80
内反・外反荷重テスト　120
二分靱帯　14
ニーリング　108
能動的支持機構　2, 8

は行

ハイアーチ　46
背屈テーピング　123
背側距舟靱帯　14
背側踵立方靱帯　14
ハーキーステップ　138
白癬　166, 168
バージャー病　143
バニオン　85, 98
パラテノン　114
バランス機能　134
バランスディスク　141
ハンマートゥ　151
　――/クロウトゥ　163, 164, 168
腓骨筋　93
　――腱炎　102
　――腱鞘炎　102
　――腱脱臼　15
非石灰化線維軟骨層　21
非接触プレー　139

非代償性　32
皮膚灌流圧　148
腓腹筋　5, 130, 133
皮膚病変　165, 168
ヒラメ筋　5, 130, 133
ヒールウェッジ　65, 80, 125
ヒールダウン　105
ヒールパッド　112, 124, 125
ヒールレイズ　76, 106
不安定性　44
フォアフットロッカー機能　91
フットウエア　172
フットケア　160
閉鎖　28
胼胝　161, 165, 166, 168
扁平足　16, 46, 87, 92
　――障害　70
歩行　45
　――時足底負荷量　167
　――時の筋機能　100, 101
　――周期　54
　――・走行動作　119
　――の影響　164
　――分析ポイント　118
母趾外転筋　8, 86, 88, 90, 95
母趾球　65
　――荷重　49
　――筋　7
母趾内転筋　9, 86, 89, 90, 94
ボトムアップ　39

ま行

末梢動脈疾患　142, 146
メカニカルストレス　53, 55, 102
メカノレセプター　30
免荷　154
モビライゼーション　47

や行

有痛性外脛骨　81
有痛性扁平足　71
誘導　32
床反力　30, 36
　――作用点　117
横アーチ　2, 8, 65, 70, 90, 94

──調整パッド　65

ら行

ランジ動作　110
ランニング　137
──動作　81
──フォーム　126
立位体重移動トレーニング　108
立位振り向きトレーニング　109
立脚中期　101

立方骨　47, 63, 89, 94
両脚スクワット　109
ロッカーソール　172

欧文索引

ABI　148
ankle brachial pressure index　148
ASO　143
ATA　142
CFA　142
CIA　142
CLI　144, 146, 151, 152, 153
COG　117
COP　109, 117
DFA　142
DTT　40
Duchenne type　43
Duchenne 現象　32
EIA　142
enthesis　20
enthesopathy　20
FHL　162
5.07 Semmes-Weinstein monofilament　165, 170
5.07 SWF　165
Fontaine Ⅰ　144

Fontaine Ⅱ　144, 153
Fontaine Ⅲ，Ⅳ　145, 153
Fontaine 分類　143, 150
FPI-6　40
functional hallux limitus　162
heel cord　19
HFT　40
hip-out　43
HOD　42
Hofmann 体操　95
HV 角　85, 95
IIA　142
KBW　131, 133, 136
KID　42
knee-in　43, 109
────テスト　120
knee-out テスト　120
leg heel アライメント　115
leg-heel alignment　63
leg-heel アライメント　73
M1-M2 角　85, 94
M1-M5 角　86

MMT　44
MTP 関節　98
NDT　42
over use　26
PAD　142, 146
Pero.A　142
POP.A　142
PTA　142
PTTD　100
RICE 処置　104
ROM　43
Rutherford 分類　143, 153
SFA　142
skin perfusion pressure　148
SPP　148
TBI　148
tcPO$_2$　148
toe brachial pressure index　148
toe-in　40
toe-out　40
Trendelenburg 徴候　32
WIQ　148

検印省略

教科書にはない敏腕PTのテクニック
臨床実践 足部・足関節の理学療法
定価（本体4,500円＋税）

2017年 5月 9日　第1版　第1刷発行
2018年12月19日　　同　　第3刷発行

監修者　松尾 善美
　　　　まつお　よしみ

編　者　橋本 雅至
　　　　はしもと　まさし

発行者　浅井 麻紀
発行所　株式会社 文光堂
　　　　〒113-0033　東京都文京区本郷7-2-7
　　　　TEL（03）3813-5478（営業）
　　　　　　（03）3813-5411（編集）

Ⓒ松尾善美・橋本雅至，2017　　　　　　印刷・製本：広研印刷

乱丁，落丁の際はお取り替えいたします．

ISBN978-4-8306-4556-3　　　　　　　　Printed in Japan

・本書の複製権，翻訳権・翻案権，上映権，譲渡権，公衆送信権（送信可能化権を含む），二次的著作物の利用に関する原著作者の権利は，株式会社文光堂が保有します．
・本書を無断で複製する行為（コピー，スキャン，デジタルデータ化など）は，私的使用のための複製など著作権法上の限られた例外を除き禁じられています．大学，病院，企業などにおいて，業務上使用する目的で上記の行為を行うことは，使用範囲が内部に限られるものであっても私的使用には該当せず，違法です．また私的使用に該当する場合であっても，代行業者等の第三者に依頼して上記の行為を行うことは違法となります．
・JCOPY〈出版者著作権管理機構 委託出版物〉
本書を複製される場合は，そのつど事前に出版者著作権管理機構（電話03-5244-5088，FAX 03-5244-5089，e-mail：info@jcopy.or.jp）の許諾を得てください．

臨床実践 変形性膝関節症の理学療法

教科書にはない敏腕PTのテクニック

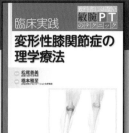

好評発売中

監修 **松尾善美** 武庫川女子大学教授
編集 **橋本雅至** 大阪河﨑リハビリテーション大学教授

B5判・196頁・2色刷
定価(本体4,500円+税)
ISBN978-4-8306-4541-9

★敏腕PTならではの技術とコツを紹介★

本書前半では,理学療法評価と治療アプローチに関して各執筆者の臨床上の工夫を含めて記載している.後半では,クリティカルパス通りに進まない場合のアプローチ,歩行(歩容)の改善など,臨床で遭遇する症例への対応,さらには,対象者を取り巻く心血管疾患を中心とした内科的問題を併発する場合の運動療法の進め方,荷重関節疾患との関連がある肥満に関する考慮のポイント,日常生活を含めた患者教育の実践と工夫などを,豊富な図表を用いて詳細に解説している.本書にはこれまで紹介されていない敏腕PTならではの技術のコツも要所で紹介しており,長年の創意工夫により臨床現場で行われ結果を出している技術の集大成となる一冊.

●主要目次

病態・評価・治療方針の理解
膝OAの病態から理学療法士の位置づけを理解する
　Ⅰ 膝OAの病態
　Ⅱ 膝OAの理学療法
機能解剖から膝OAの評価とアプローチを考える
　Ⅰ 膝OAに屈曲拘縮膝が及ぼす影響
　Ⅱ 屈曲拘縮を機能解剖学的にとらえる
　Ⅲ 膝窩部の筋に対する動態正常化のためのアプローチ
膝OAの疼痛に積極的に介入する
　Ⅰ 疼痛部位を鑑別,限局化する
　Ⅱ 疼痛に対する理学療法アプローチ
膝OAの外科的治療を理解し術後に活かす
　Ⅰ 人工膝関節全置換術
　Ⅱ TKA以外の外科的治療
膝OAの術前・術後評価を運動機能の改善に活かす
　Ⅰ 手術を回避する保存療法の重要性
　Ⅱ 保存療法の着眼点
　Ⅲ 術後評価のポイントと理学療法の考え方

実践と結果に基づく理学療法手技
両側同時TKAの特徴を踏まえ介入する
　Ⅰ 両側同時手術の適応と特徴
　Ⅱ 機能障害の特徴と理学療法介入ポイント
　Ⅲ 理学療法プログラムの実際
膝OAの術後に難渋する関節可動域改善に挑む
　Ⅰ 術前の関節可動域制限の因子が術後にも関与する

　Ⅱ 手術侵襲による影響が関与する
　Ⅲ 理学療法プログラムの実際
膝OAの術後の筋力増強を効果的に行う
　Ⅰ 膝OAの病態と筋力低下
　Ⅱ 姿勢・動作の改善を目的とした筋力増強
　Ⅲ 理学療法プログラムの実際
膝OA患者の術前・術後の歩容改善をねらう
　Ⅰ 左右の体重移動
　Ⅱ 前方への推進力の発揮
　Ⅲ 理学療法プログラムの実際
心血管疾患を伴う膝OAの運動療法を考える
　Ⅰ 心血管疾患によるリスクの把握
　Ⅱ 安全かつ効果的な運動負荷①
　Ⅲ 理学療法プログラムの実際
　Ⅳ 安全かつ効果的な運動負荷②
肥満のコントロールから膝OAにかかわる
　Ⅰ なぜ体重コントロールが必要なのか?
　Ⅱ 減量に対して行動変容のための認知行動療法を行う
　Ⅲ 理学療法プログラムの実際
膝OAの患者教育のポイントを見極める
　Ⅰ 患者教育とは
　Ⅱ 指導内容を正しく理解してもらうために
　Ⅲ 指導内容を正しく実施してもらうために
　Ⅳ 理学療法プログラムの実際

文光堂 http://www.bunkodo.co.jp 〒113-0033 東京都文京区本郷7-2-7 tel.03-3813-5478/fax.03-3813-7241